前立腺がん予防物語

− がん学者がんで寝込んでつぶやけば −

徳留信寛

図A　私の前立腺生検組織像　　　　　　　　　　　77ページ参照

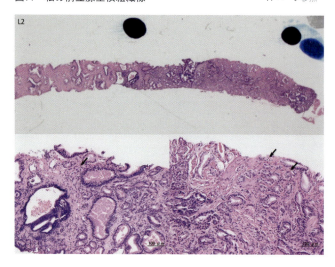

図B　私の放射線外部照射治療の様子　　　　　　98ページ参照

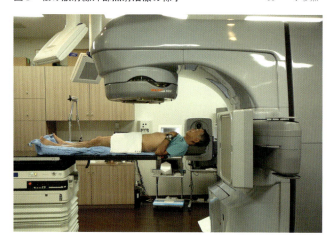

前立腺がん予防物語

－がん学者がんで寝込んでつぶやけば－

徳留信寛

はじめに

　人生には四苦（生老病死）八苦があります。しかし、できれば、病、死は先延ばししたい。時をかせぐには、主要死因と不慮の事故を遠ざけるのが効果的です。4大死因はがん、心疾患、肺炎、脳血管疾患であり、死因の1/3はがんです。がん登録情報によれば、男性は一生の間に1.5人に1人（女性は2人に1人）、がんにかかる計算になります。最近、前立腺がん罹患（発生）数が増え、罹患率が上昇しています。正横綱だった胃がんを抜き、罹患数・罹患率でトップになりました。10人に1人が前立腺がんにかかります。死亡率は6位ですが、上位に進出する勢いです。すなわち、前立腺がんの一次予防（発生予防）、二次予防（早期発見・早期治療）、コントロールは焦眉の急です。

　前立腺がんの自然史は明確でなく、がん化機構を整合性よくまとめるのは難しい。確実な予防要因・リスク要因は知られていません。去勢術（除睾術）、ホルモン遮断剤に治療効果があることから、前立腺がんは男性ホルモン関連がんであることは確かです。ホルモンは個の保存・種の保存に必須であり、巧妙な恒常性・フィードバックシステムがあります。前立腺がん治療として、ホルモン介入・操作が行われますが、発生予防のためには実施されていません。したがって、今日、前立腺がんに対しては二次予防のほうが重要です。

　二次予防にはPSAテストが最適のツールです。安全、安価、簡便であり、死亡率削減効果があり（ないという意

見もあり）、相応の（低いという意見もあり）感度、特異度、陽性反応的中度があります。PSA は諸刃の剣です。前立腺がんを早期にスクリーニングする宝刀である半面、小さいサイズ・低リスク（致命率の低い）がんまで発見する妖刀です。過剰診断、過剰医療ももたらし、QOL（生命の質、生活の質、人生の質）低下、医療費の高騰を招来することがあります。PSA テストの長所・弱点を理解したうえで、無治療、監視療法、根治療法（外科療法、放射線療法）かホルモン療法を受け、前立腺がんによる死亡を回避するか、先送りしていただきたい。

　私は健康オタクであり、また、自分の病気を数える心気症でした。健康にいいライフスタイルを送り、食生活・身体活動に気を配り、タバコは若い頃 10 年ほど喫ったのち止めました（ただし、禁酒は心がけず、これが私のがんの原因の 1 つだったのかも知れません）。標準体重（BMI 22 前後）をキープし、健診データ時系列推移をチェックしています。血清コレステロールが少し高く、アルコール性γ-GPT がやや高値であるものの、その他はほとんど異常なく、健診コメントは「特記すべきことなし」でした。健康自慢の私が、がんにかかるはずがなく、なるにしても同年齢層では遅いほうだという驕りがありました。

　PSA 値はずーっと基準値 4.0 ng/mL 未満でしたが、2009 年 12 月の職域健診では 4.05 ng/mL となり、健診所見に「要精密」とありました。去勢術（除睾術）への嫌悪感、骨転移の疼痛から逃げたい気持ち、直腸診・前立腺生検に関わる羞恥心があり、3 年間ほど精密検査（生検）を先送りし

ました。2012年11月にPSA値が7.63 ng/mLに上昇しました。そこで観念し、主治医ドクターAの顔を立て、前立腺生検を受けました。結果は立派な前立腺がん、グリーソンスコア3+3ないし3+4（中間リスク）、占拠率1%〜30%であり、初期ステージとはいえず、T2bN0M0でした。その後、ドクターA、娘のアドバイスのもと、自分でも納得したうえでドクターSを受診し、小線源療法と放射線外部照射療法を受けました。治療後に排尿後の灼熱感、排便痛という「つけ」が回り、QOLが落ちました。放射線照射による晩発性副作用として下部消化管・尿路系発がんリスクがあります。治癒の目安5年目を迎え、PSA値は低値安定ですが、今後もフォローしなければなりません。

　前立腺がんに関する研究こそやっていなかったものの、予防学者でありながら、自分のがんを予防できず、多くの患者さんより若い60歳代でがんにかかりました。不遜の鼻は完膚なきまでにへし折られました。プラチナと自慢していた身体は、とんだトタン（亜鉛メッキ）でした。がん専門家としてあるまじく、医者の不養生と揶揄され、物笑いの種です。いささか忸怩たるものがあり、一時、うつ的状態に陥りました。がんに関わる業界社交場・学会に出せる顔がなく、棺桶に片足を入れた弱みを握られ、同情されるのが嫌でした。心の整理がつかず荒み、服装にも頓着せず、不精ひげを伸ばし（ワラビーようでした）、仕事は手につかず、へら鮒釣りに興じ、晴釣雨読的生活をしていました。

みずからのがん予知できぬ疫学者
　八卦当たらぬ易者のごとし
(もし、貴方が八卦師なら、御師ではなく他の師匠のことです)

　「しものがん」のカミングアウトに抵抗がない訳ではありません。疫学者ながら不覚にもがんを予防できず、がん発見を遅らせたのを話すことに、少なからず躊躇を覚えます。しくじりは自分の浅智恵、逃げたい気持ちなどによる自業自得です。そのことを知っていただくことは、社会貢献、社会奉仕の1つではないかと考えるようになりました。がんサバイバーの行動を他山の石として、その轍を踏むことがないようにしていただきたい。本書だけでなく、他の出版物、インターネット上の関連情報を参考にし、一人で思い悩まずにセカンドオピニオンを入手し、インフォームドチョイスをしてください。

　本書では、前立腺のこと、前立腺がん疫学、罹患と死亡の動向に関する最近のデータ、がん一次予防のこと、PSAを利用した二次予防のことを中心に述べます。専門外の診断、治療に関することは、専門家の考えを翻訳して、がんに関わるリスクコミュニケーションをします。私のしくじりを底流にし、「前立腺がん予防物語」としています。本論と解説メモに加え、「■こぼれ話」「㊙私の場合」で、閑話休題的脱線をしています。

　がん学者なりたくなかったがんになり
　そのいきさつとしくじり語る

拙著が、QOLを保ちつつ、前立腺がんで死亡するのを回避するか、先延ばしするきっかけになれば幸いです。

前立腺がん予防物語
―がん学者がんで寝込んでつぶやけば―

目次

はじめに ………………………………………………………… 2

第1章　前立腺とは何か ……………………………………… 13
前立腺の位置 …………………………………………………… 14
　■こぼれ話：前立腺の認知と呼称 ………………………… 14
前立腺の構造 …………………………………………………… 15
　■こぼれ話：下部尿路症状とED …………………………… 16
　【解説メモ】精液 …………………………………………… 17
　■こぼれ話：精液の匂い …………………………………… 17
前立腺の機能・役割 …………………………………………… 18
　■こぼれ話：宮刑（去勢）………………………………… 18
　■こぼれ話：個の保存と種の保存 ………………………… 19
　■こぼれ話：神の思し召し ………………………………… 19
　■こぼれ話：神のもくろみ違い …………………………… 20

第2章　前立腺がんの疫学 …………………………………… 23
前立腺がん罹患の現状と動向 ………………………………… 24
　【解説メモ】罹患数、罹患率、年齢調整率、累積罹患率、
　　　　　　　累積リスク、致命率（致死率）……………… 25
　【解説メモ】リスク ………………………………………… 28
前立腺がん死亡の現状と動向 ………………………………… 28
米国の前立腺がん罹患率、民族比較と南北比較 …………… 29
前立腺がん罹患率の国際比較 ………………………………… 30
日米の罹患率の比較と移民の研究 …………………………… 32
　【解説メモ】臨床がん（顕在がん）、ラテントがん、偶発が
　　　　　　　ん、オカルトがん …………………………… 33
　【解説メモ】がん一次予防、二次予防、三次予防 ……… 33

第3章　前立腺がんの発生要因 ……………………………… 35
1　前立腺がんの発生要因：遺伝要因と生活習慣要因 …… 36

前立腺がん化機構 …………………………………………36
 【解説メモ】遺伝子、ゲノム、DNA、染色体 …………37
 【解説メモ】炎症とがん …………………………………37
 ■こぼれ話：がんは〝不運〟か ― 偶然か必然か …37
前立腺がん罹患数・罹患率の決定要因 ……………………38
前立腺がん発生要因：宿主要因 ……………………………38
 【解説メモ】家族歴・家族集積性がある場合の対応 …39
 ㊙私の場合：家族歴を他人事と考えていた ……………40
宿主要因：加齢、老化、エイジング ………………………40
 【解説メモ】コホート ……………………………………42
前立腺がん発生要因：生活習慣・ライフスタイル要因 …42
確実な要因 ……………………………………………………42
ほぼ確実な予防要因：抗酸化ビタミン・ミネラル ………43
限られた条件下で可能性のある予防要因：豆類（マメ科植物）
…………………………………………………………………45
 【解説メモ】アゴニスト vs アンタゴニスト …………45
証拠不十分の予防要因：その他の野菜・果物 ……………45
証拠不十分の予防要因：ビタミンD …………………………46
証拠不十分の予防要因：身体活動・運動 …………………46
ほぼ確実なリスク要因：カルシウム（を多く含む食事）…47
 【解説メモ】牛乳・乳製品の摂取 ………………………47
限られた条件下で可能性のあるリスク要因：牛乳・乳製品 48
限られた条件下で可能性のあるリスク要因：加工肉 ……48
証拠不十分のリスク要因：コレステロールと脂肪酸 ……49
証拠不十分のリスク要因：アルコール ……………………49
 ㊙私の場合：アルチューハイマー ………………………50
証拠不十分のリスク要因：タバコ …………………………50
証拠不十分のリスク要因：その他 …………………………51

2 前立腺がんの発生要因：ホルモン ……………………51
男性ホルモンがんのシナリオ ………………………………51
アンドロゲンの種類 …………………………………………51
男性ホルモンがんに関する疑問 ……………………………53

■こぼれ話：助べーであれば、前立腺がんになりやすいか
　　　　　………………………………………………………………54
　　■こぼれ話：男性型はげだと前立腺がんになりやすいか
　　　　　………………………………………………………………55
　　■こぼれ話：巨根だと前立腺がんになりやすいか ……55
　　㊙私の場合：摂護の会 …………………………………………56
　　■こぼれ話：前立腺がんと乳がんの比較 ………………56
　　㊙私の場合：サイズの検証 ……………………………………57
　　■こぼれ話：巨根に魅力を感じない ………………………58
　　■こぼれ話：道鏡は巨根か ……………………………………59
　　■こぼれ話：色即是空・空即是色 …………………………60
　　㊙私の場合：剃毛か刈毛か切毛か、やって貰うかセルフか
　　　　　………………………………………………………………61
　　■こぼれ話：恥ずかしさの序列 ……………………………62

第4章　前立腺がんのスクリーニング ……………………………63
スクリーニングとは ………………………………………………64
前立腺がんのスクリーニング ……………………………………64
PSAとは何か …………………………………………………………64
　　【解説メモ】PSAの発見 …………………………………………65
　　【解説メモ】Ablin博士の嘆き …………………………………66
　　【解説メモ】USPSTFによる前立腺がん検診勧告草案2017
　　　　　……………………………………………………………… 68
スクリーニングの感度、特異度、陽性反応的中度 ……………68
前立腺がんスクリーニングの問題点 ……………………………70
年齢階級別PSA値のCOP ……………………………………………70
PSAテストの正確さの評価 ………………………………………71
　　【解説メモ】検診にみられるバイアス ………………………72
　　【解説メモ】バイアス ……………………………………………72
PSA検診有効性評価のためのランダム化比較対照試験（RCT）
　　　　　………………………………………………………………73
PSAの総合的評価 ……………………………………………………73

前立腺がん検診のマネジメント ……………………………74
PSA 検診間隔 …………………………………………………75
N 市個別がん検診（市指定医療機関で行う個別がん検診）…75
　　㊙私の場合：前立腺生検 ………………………………76
　　㊙私の場合：PSA 測定は率先して受診したが、生検受診は
　　　　　　　　先送りした …………………………………78
　　■こぼれ話：夢のプロジェクト － マイクロ RNA（miRNA）
　　　　　　　　によるがんスクリーニング …………………79
主要 2 RCTs（PLCO と ERSPC）で PSA テストに死亡率削減効果
が認められた!? …………………………………………………80

第 5 章　前立腺がんの診断 ……………………………………83
病理診断 …………………………………………………………84
グリーソン分類（グリーソングレーディング・システム）…84
病期診断（TNM 分類）…………………………………………86
臨床診断 …………………………………………………………88
前立腺がんのリスク分類 ………………………………………89

第 6 章　前立腺がんの治療 ……………………………………91
治療法選択のアルゴリズム ……………………………………92
治療法選択を左右する年齢 ……………………………………92
外科療法 …………………………………………………………94
放射線療法 ………………………………………………………94
　　㊙私の場合：まず、放射線小線源療法（シード療法、ブラ
　　　　　　　　キセラピー）………………………………96
　　㊙私の場合：次に、放射線外部照射療法 …………………97
　　■こぼれ話：間寛平さんの場合 ……………………………98
内分泌（ホルモン）療法 ………………………………………99
　　【解説メモ】前立腺がんの化学療法 ………………………99
　　■こぼれ話：天皇陛下と前立腺がん ……………………100
無治療、監視療法 ……………………………………………101

【解説メモ】無治療、監視療法選択の躊躇と葛藤 ……101
　　【解説メモ】無治療、監視療法は治療に優る? ……102
　　【解説メモ】監視療法を評価するRCT……………103
セカンドオピニオン …………………………………………103
遠隔転移治療と緩和療法・ケア ……………………………104
　■こぼれ話:人生は思ったとおりになっているか ……105
　■こぼれ話:前立腺がんはハッピーながんか ………105

第7章　前立腺がん予防・診断・医療への期待と展望 ……107
　1　前立腺がん自然史の解明 ………………………………108
　2　前立腺がん化の研究 ……………………………………108
　3　一次予防要因・リスク要因の究明 ……………………108
　4　PSA検診の有効性評価に関する症例対照研究 ………109
　5　miRNAによるスクリーニングへの期待と危惧 ……109
　6　前立腺がんリスクの鑑別診断の確立 …………………110
　7　IT/ICT・AIの活用 ……………………………………110
　8　気兼ねせずセカンドオピニオンを受けられる環境整備
　　　………………………………………………………………111
　9　自らも学ぶ患者さん ……………………………………111
　10　医療費高騰への配慮 ……………………………………111
　11　前立腺がんに対する対策、コントロールとサポート
　　　………………………………………………………………112

おわりに …………………………………………………………114

参考文献 …………………………………………………………118

第 1 章　前立腺とは何か

この章では、前立腺の位置、構造、機能・役割などについて説明します。

前立腺の位置

　前立腺（prostate gland）は男性内性器です。正常サイズは大ぶりの栗の実大で、それを逆さにした形をしています。左右径約 3.5cm×前後径 2.5cm×上下径 3.0cm、容積は 20〜25cm³、重さ 20〜25g の小さな臓器です。pro-（前）state（にある）gland（腺）という名称どおり、膀胱の前下（膀胱から尿道への出口周辺、ペニスの付け根）にあり、前方は恥骨の後ろ、後方は直腸の前に接しています（図1）。したがって、直腸診（直腸から指を挿入して診断する方法）で前立腺肥大症、進行した前立腺がんなどの診断がなされます。

■こぼれ話： 前立腺の認知と呼称

　前立腺は、長い間、機能はおろか、所在の知られない臓器でした。

　レオナルド・ダ・ヴィンチ（1452-1519 年）はイタリアルネサンス時代の科学・芸術などのスーパー巨匠です。有名な絵画「モナ・リザ」、壁画「最後の晩餐」などに加え、正確・緻密なデッサンでも知られています。レオナルドが描いた解剖図（16 世紀の初期）に前立腺はなく、その存在が認知されていませんでした。

　杉田玄白らは Kulmus, JA による解剖図譜（ドイツ語版）（1722 年）のオランダ翻訳版（1734 年）を漢文に訳し、「解体新書」として発刊しました（1774 年）。「重訂解体新書」には、大槻玄沢（杉田玄白、前野良沢の

弟子）によって摂護腺と造語され、昔は（といっても1940年頃まで）そのように呼ばれていました。この名称は英語のprostateと同義のドイツ語およびオランダ語に由来しますが、和名は仏教語の摂護不捨（防御する）からの連想かも知れません。

前立腺の構造

前立腺は尿道に接する移行領域（内腺）、移行領域を囲む中心領域（内腺）、それらを囲む辺縁領域（外腺）の3領域からなります。前立腺のなかを尿道と射精管が通っています。前立腺は左右に分かれていませんが、組織生検結果を記述する際には右葉、左葉に分けます。

図1　男性生殖器 [a]

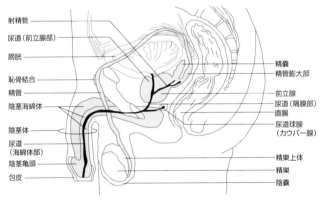

a) Marieb, EN.（林正健二　他訳）. 人体の構造と機能, 第3版, 医学書院, 東京, 2010. より

第1章　前立腺とは何か

高齢者に生ずる前立腺肥大症の多くは内腺にできるため、下部尿路症状（尿意を感じやすくなる症状［頻尿、残尿感、排尿痛］、尿が出にくくなる症状［尿閉、排尿困難、尿の勢いが弱い、排尿時間延長］など）が出現します。一方、がんは辺縁領域に多く（約70%）発生し、移行領域に25%、中心領域に5%できます。したがって、早期がんには特有の徴候はなく、下部尿路症状もありません。

　下部尿路症状はED（勃起障害）（以前は、インポ［性的不能］、漢方では陰萎とイメージの悪い呼び方がされていました）に先行するか、合併することが知られています。

■こぼれ話：下部尿路症状とED

　前立腺肥大、前立腺炎や前立腺がんに対する外科的手術などは下部尿路症状、ED、直腸障害の3合併症を引き起こすことがあります。特に、外科的侵襲による血管・神経・括約筋損傷による下部尿路症状、直腸障害があると、おむつ・尿パッドのお世話になり、QOLが落ちます。

　一方、EDは加齢に加えて、構造的要因（外科療法や外傷などによる神経・血管・括約筋の損傷）、生活習慣病（糖尿病、脂質異常症、高血圧、動脈硬化、メタボリック症候群）などとメンタルな中枢性要因（うつ病などの精神疾患、ホルモン療法や担がん者であるというストレス）のさまざまな原因で生じます。

　初期の前立腺がんはEDの原因となりませんが、病期が進展するとEDの症状がでます。もっと進展した場合、拡大根治的手術により精巣（睾丸）摘除がなされることがあります。生殖機能（精子形成能、性機能）

を失い、男性性喪失感を味わいます。

【解説メモ】精液

　精液には精子と精漿（精嚢液と前立腺液）が含まれます。精子は精巣（睾丸）で作られ、精嚢液は精嚢で、前立腺液は前立腺で作られます。精子：精嚢液：前立腺液の構成割合は、［1%］：［70〜80%］：［20〜30%］です。精嚢液には果糖が含まれ、精子運動エネルギーに利用されます。前立腺液にはクエン酸、糖たんぱく、ポリアミンなどが含まれ、精液を弱アルカリ性に保ち、栄養成分を含み新陳代謝を促進し、精子の周りのゼリー様物質を分解し、精子運動性を高め、受精（精子と卵子の融合）・生殖をうながす重要な役目を持っています。

　なお、受精卵は着床前には飢餓状態にあり、オートファジー（自食）機構を利用しているとされます。

　前戯中に外尿道口に先走る無色粘液は、尿道球腺（カウパー腺）液ですが（女性のバルトリン腺液に対応しています）、潤滑油の働きと精子保護作用があります。

■こぼれ話： 精液の匂い

　前述のように、前立腺は栗に似ていますが、形だけでなく、精液の匂いは（前立腺液中のアルデヒドによるとされます）、栗の花に似ています。ブナ科の木（樫、椎など）に共通であり、初夏の里山に行くと青臭い匂いでむんむんします。

　花はその匂いで自身の授粉のために昆虫を誘引するのでしょう。ひとの場合、浅学菲才にして知りません

が、精液の匂いが女性を催淫し、妊孕力(にんようりょく)をアップするのでしょうか。真実はどうなのか、パートナーにお聞きください。

前立腺の機能・役割

　前立腺には2つの排泄機能（排尿と射精）があります。それには膀胱下部の内尿道括約筋、前立腺下部の外尿道括約筋などが関わり、自律神経（交感神経・副交感神経）の連携的緊張と弛緩によってコントロールされています。通常、精液に尿が混入することはなく、逆に、尿に精液が混じることも少ないです。

　前立腺の役目は、ペニスの仕事とオーバーラップしています。すなわち、① 個の保存（尿の排泄 [排尿]）、② 種の保存（生殖に関連した精液の排泄 [射精]）用のペニスの勃起・セックスに加え、③ ハグ・スキンシップ・コミュニケーションなど愛情表現・QOL（アガペーにも通ずる）に関わるものです。

■こぼれ話：宮刑（去勢）

　中国歴史書「史記」で知られる前漢時代の司馬遷(しばせん)は、友人の李陵（匈奴との戦いに敗れ、匈奴へ投降した）を弁護したため武帝の怒りに触れ、宮刑に処せられています。宮刑は腐刑、椓刑(たっけい)（なお、磔刑(たっけい) とは同音異語）、陰刑などとも呼ばれ、死刑に準ずるものです。なお、清朝時代には、去勢された多くの宦官の活躍が知られています。

　近代以前のヨーロッパでもてはやされた歌手カストラート（イタリア語 castrato [男性名詞]）は、変声

前のボーイソプラノをキープした去勢歌手（同じ語源の英語の動詞 castrate は「去勢する」という意味）のことです。

■こぼれ話：個の保存と種の保存

　鮭は川を下り海で暮らし、5〜6年後に生まれた川に戻り、遡上し、メスが産卵するとオスは放精します。その後、受精卵に砂利をかぶせ、1週間〜10日ほど卵を見守り、ついに力尽き・息絶えます。

　カマキリのオスは交尾後に、メスの前に投身しメスの体力のために食われます。まさに、自死利他・捨身施の行為により生命を紡いでいます。このように種の保存をまっとうすると、個の保存の終焉も迎える生物がいます。

　ヒトはといえば、高齢になればとんと朝勃ちが訪れず、生殖機能を喪失し、ペニスが個の保存（尿の排泄［排尿］）のみの器官（でくの坊［棒］）となります。種の保存上の生存理由がなくなった後も、子孫を一人前にするのに要した時間よりも長く生きています。

■こぼれ話：神の思し召し
（本項の出典を忘れ、うろ覚えをもとに脚色します）

　昔、神が交尾に関するお触れを出した。子孫繁殖に関わることなので、われ先に動物が駆けつけた。例によって一番乗りしたネズミは、さまざまな感染症を媒介する害獣だが、多くの肉食獣（ネズミに怨みを持つ猫を含む）の餌食となるため、頻回の交尾（4、5日おき）と短い妊娠期間（ハツカネズミという名前どおり廿日

間）で繁殖できるようにされた。これは生物多様性を図るための神のご配慮でしょうか。間をおかず牛、虎などがやって来た。「お前は春に」、「お前は秋に」と告げられた。ひっきりなしの身の下相談に、神様だってくたびれ不機嫌になってくる。

そこへヒトがのこのことやって来た。神様は「お前か、勝手にせい」と宣われた。かくして、ヒトには特定の繁殖期がなく、のべつ幕なく発情している（逆に、発情期を失ったともいえる）。これはヒト特有ではなく、類似の性器接触・スキンシップは類人猿ボノボ（ピグミーチンパンジー）にもみられるという。ヒトの妊娠期間は280日と長く、一人立ちには長い年月がかかる。神はヒトのセックスに快楽性を付与され、日常的に生殖・種の保存ができるようにされたという説もあります。

ヒトは絶えず発情し、神の思し召し・セックスをエンジョイしている。それは造精機能が常時オンの状態にあることであり、DNA複製エラーを生じやすいことにつながる。そのメカニズムはがんの増殖過程にも取り込まれ、ヒトは他の動物に比べて高発がん状態にあるというジレンマを抱えています。

■こぼれ話：神のもくろみ違い

地球上には74億を超える人口爆発があり、時に、気候不順・温暖化による凶作がみられ、地球規模の食糧危機があります。一方、人為的な食糧廃棄がみられます。グローバル持続可能な開発目標（SDGs）の達成には人口抑制を図ることが重要です。前立腺がんは自

然淘汰の仕組み・爺捨て山的疾病だと考えられます。

　しかし、後述のように、前立腺がんの5年実測生存率は86%、相対生存率は±100%です。PSA（prostate-specific antigen）検査（第4章で説明します）による早期発見・早期治療の影響もありますが、「治療しないと必ず死ぬ」という古典的定義を満足しないラテントがん（超低リスクがん）があります。これは神の失敗作・もくろみ違いか、わが外観に似たヒトへの温情なのかも知れません。

第 2 章　前立腺がんの疫学

この章では、前立腺がん罹患率と死亡率の動向について説明します。なお、その規定要因である医療要因・社会的要因、前立腺がん発生要因については後述します。

前立腺がん罹患の現状と動向

1985年以降の地域がん登録データによれば、前立腺がん罹患数は著増しています（図2）。年齢調整罹患率も上昇しています。

私が大学を卒業した頃（1960年代末）、前立腺がんはきわめてまれでした。大阪府がん登録データをもう10年さかのぼると、1975年の前立腺がん罹患数は93人、2012年には4,719人です（表1）。この40年で罹患数は50倍以上に増え、年齢調整罹患率（世界人口）は11倍に上昇しています。

国立がん研究センターがん罹患数予測（2016年）によれば、全がんは約101.0万人（男性57.6万、女性43.4万）です（表2）。男性では前立腺がんが9.3万人（全がんの16.1%）で、胃がんを抜いてトップになりました。これは本邦がん統計史上初めてのことです。

同センターによる全国推計値（2012年）を参照すると、全がん年齢調整罹患率は男性 $316.6/10^5$、女性 $228.3/10^5$ です。全がん累積リスク（一生涯）は、男性約63%、女性47%となり、男性は約1.5人に1人、女性は2人に1人ががんに罹患するという計算になります。

前立腺がん年齢調整罹患率（全国推計値［2012年］）は $41.1/10^5$ です。生涯累積リスクは約10.9%と計算され、約10人に1人が前立腺がんに罹患しています。

なお、後述のように、剖検データに基づきラテントがん（超低リスクがん）を含めると、高齢者の前立腺がん罹患

割合は、3人〜4人に1人という計算になります。

【解説メモ】罹患数、罹患率、年齢調整率、累積罹患率、累積リスク、致命率（致死率）

　罹患率（死亡率）は2構成要素（年齢［階級］別罹患［死亡］率と年齢［階級］別人口）の積和（加重平均値）です。

　一定期間内の新発生患者数が罹患数です。罹患数を人口（中央人口）で割ったものが罹患率です。原因別リスクは、通常、人口10万対（$/10^5$）（年率）で表します。

　高齢者に生ずる疾病の罹患率（死亡率の場合も同様）は、高齢者の多い暦年・集団・地区ほど粗率は高くなります。年齢別人口構成の影響を除くためには、同じ年齢別人口で重み付けした年齢調整罹患率を計算します。国際比較の際、Segi-Dollの世界人口（仮想人口）が使われます。Segiは東北大学医学部公衆衛生学教室名誉教授　瀬木三雄先生であり、Dollはイギリスのがん疫学者です。

　人口構成の影響を除く他の方法には、年齢別罹患率を足し合わせたもの（累積罹患率）、率を積分したもの（［生涯］累積リスク）があります。開発途上国を含む国際比較の場合、一生涯ではなく0〜74歳（もしくは0〜84歳）のリスクが計算されます。他疾病や外因（事故など）で死亡しないという仮定のもとの数値です。

　致命率（致死率）は、死亡数を当該疾病罹患数で割ったもの（×100）です。

図 2-①　高精度地域がん登録地区の前立腺がん罹患数 [a]

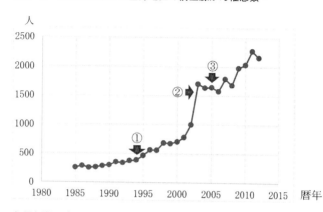

a) 国立がん研究センターがん情報サービス
① FDA が PSA テストを認可（1994 年）。これ以降、わが国でも人間ドックなどで PSA 測定が行われるようになった
② 天皇陛下が前立腺がん診断を受けられ（2002 年末）、手術を受けられた（2003 年 1 月）
③ 2005 年頃から、基本健診に PSA 検査が徐々に実施されるようになった

図 2-②　高精度地域がん登録地区年齢調整前立腺がん罹患率 [a]

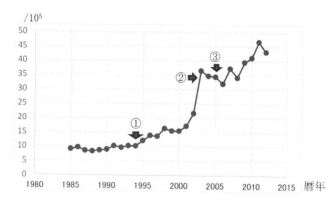

図 2-③　高精度地域がん登録地区の前立腺がん死亡数 [a]

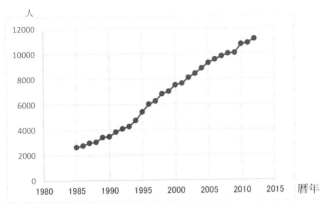

a) 国立がん研究センターがん情報サービス

図 2-④　高精度がん登録地域の前立腺がん年齢調整死亡率 [a]

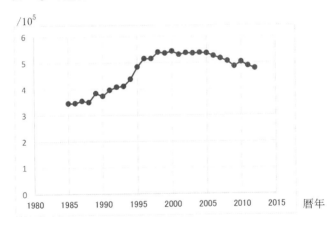

表1 前立腺がん罹患数・罹患率と死亡数・死亡率の比較 ― 1975年 vs 2012年 [a]

	1975年	2012年	2012年/1975年 の比
罹患数(人)	93	4,719	50.7
年齢調整罹患率(/10^5)	3.4	38.2	11.2
死亡数(人)	56	620	11.1
年齢調整死亡率(/10^5)	1.9	4.5	2.4

a) 大阪府地域がん登録

表2 がん部位別罹患数予測(2016年) [a]

男性		女性	
部位	罹患数	部位	罹患数
全がん	576,100	全がん	434,100
前立腺がん	92,600	乳がん	90,000
胃がん	91,300	大腸がん	62,500
肺がん	90,600	肺がん	43,200
大腸がん	84,700	胃がん	42,600
肝臓がん	29,000	子宮がん	30,200

a) 国立がん研究センターがん情報サービス

【解説メモ】リスク

1) 危険度：一般にリスクアセスメント、リスクコミュニケーションなどで危険度という意味に用いられます。
2) 疫学では、比、率、確率などの意味に使われます。
3) 前立腺がんの場合、悪性度の意味にも使われます。

前立腺がん死亡の現状と動向

　大阪府地域登録データによる前立腺がん死亡数は1975年に56人、2012年には620人と約11倍に増え、年齢調整死亡率は2.4倍に上昇しています（前出の表1）。死亡数は今日も増えていますが、年齢調整死亡率は2000年前後

をピークに、その後、下降しています（データソースは異なるが、同様の傾向がみられます［図2-③、④］）。

国立がん研究センター死亡数予測（2016年）によれば、男性では肺がん5.5万人（全がんの25.1％）がもっとも多く、以下、胃がん、大腸（結腸＋直腸）がんの順となり、前立腺がんは第6位で1.2万人（全がんの5.6％）です。

同センターによる全国推計値（2012年）を参照すると、全がん年齢調整死亡率は男性$119.4/10^5$、女性$63.6/10^5$です。全がん累積死亡リスク（一生涯）は男性約25％、女性16％となり、男性は約4人に1人、女性は6人に1人がんで死亡する計算になります。

年齢調整前立腺がん死亡率（全国推計値［2012年］）は$4.8/10^5$であり、累積死亡リスクは約1.5％です。

上記予測による罹患率と死亡率の比は7.8です。その逆数の致命率の概算値は13％であり、5年実測生存率86％と符合しています。なお、5年相対生存率（一般人口の生存率を勘案したもの）は±100％に近づきます。これは一般に前立腺がんの予後がよいこと、ラテントがん（超低リスクがん）が含まれること、PSAテストにより早期発見・早期治療がされていること、医療技術の向上などによります。

米国の前立腺がん罹患率、民族比較と南北比較

米国男性のがん罹患率第1位は前立腺がんです。死亡率は肺がんに次いで第2位です。前立腺がん罹患率（1975年）は$94.0/10^5$でしたが、以降、1990年代まで上昇し（ピークは1992年の$237.5/10^5$）、その後は下降しており、2014年には$99.7/10^5$となっています（図3）。Kuriyama et alによるPSAエライザ免疫測定法の報告は1980年であり、

米国食品薬品局（FDA）がPSAテストを認可したのは1994年ですが、それに先駆けて罹患率のピークがみられます。米国ではFDA認可前の1980年代末から、PSA検査が普及し始めたためと考えられます。

前立腺がん累積リスク（0～84歳）（2011～2013年）は約11.6%です。5年相対生存率（2006～2012年）は約98.6%です。

死亡率は1975年には$31.0/10^5$でしたが、1990年代まで上昇し（1991年～1993年に$39/10^5$を超えています）、その後は下降に転じ、2014年には$19.1/10^5$です。

米国で前立腺がん年齢調整罹患率の民族間比較を行うと、黒人、白人、日本人の順になります（表3）。同じ民族内では、高緯度地域居住者ほど高くなります。

前立腺がん罹患率の国際比較

国際がん研究機関（IARC）・国際がん登録（IACR）による5大陸のがん第10巻（CI5X）のデータを参照して、前立腺がんの国際比較をしてみましょう。

世界の男性でもっとも多いがんは前立腺がんであり、推計罹患数（2015年）は約160万です。平均寿命、PSA検診普及度、医療水準などに関連するでしょうが、概して、先進西欧諸国で高い傾向にあります。年齢調整罹患率（2003～2007年）のトップは、米国デラウェア州黒人で$206.7/10^5$、累積リスク（0～74歳）は27.9%です。なんと4人に1人が前立腺がんに罹患していることになります。

前述のように、わが国の前立腺がん全国推計値［2012年］は$41.1/10^5$、累積リスクは約10.9%です。先進国のなかでは低いほうです。日本の年齢調整罹患率とデラウェア州黒

図3 アメリカの前立腺がん年齢調整罹患率、死亡率の推移 [a]

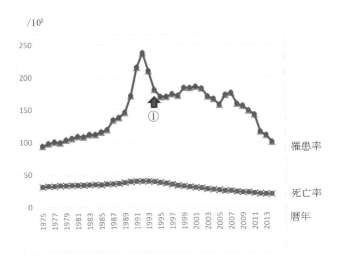

a) Surveillance, Epidemiology, and End Results Program, USA.
① FDAは1994年にPSAテストを認可していますが、アメリカではそれ以前の1980年代末から、PSAテストは使用されていたようです

表3 アメリカ（2003-2007年）における前立腺がん罹患率、民族間比較、南北間比較 [a], [b]

	罹患率/10^5			民族間比較			南北間比較 (vs フロリダ州)	
	白人	黒人	日本人	黒人/白人	黒人/日本人	白人/日本人	白人	黒人
コネティカット州	109.1	164.7		1.51			1.19	1.08
バージニア州	98.1	169.2		1.72			1.07	1.11
フロリダ州	91.4	152.7		1.67			1	1
ロサンゼルス郡	92.1	149.2	70.0	1.62	2.13	1.32		

a) Cancer Incidence in Five Continents, Vol. 10.
b) 大阪府地域がん登録

人の値とを比較すると約 1/5、累積リスクは約 1/2.5 になります。累積リスクは日本では 0 〜 84 歳、デラウェアでは 0 〜 74 歳です。前立腺がんは高齢者がんであることを考え、年齢を合わせて比を計算すると、年齢調整罹患率の比と同程度になります。

日米の罹患率の比較と移民の研究

　前立腺がんの臨床がん（顕在がん）罹患率を日米で比較すると、米国のほうがはるかに高率です。臨床がん（顕在がん）とラテントがんを一緒にすると、いぜんとして差はあるが、その差は縮まっています。つまり、がん発生機構のうち、イニシエーション（がん発生）は両国で変わらないが、プロモーション（がん促進）の差が急速に狭まったものと考えられます。

　他の原因で死亡した日本人男性を解剖して前立腺を調べると、70 歳以上で 2 〜 3 割、80 歳以上で 3 〜 4 割に前立腺がん（特に、ラテントがん）があり、高齢者の前立腺がんのかなりの割合は原死因とならないとされています。

　以上の観察は、地域がん登録データを用いた比較と符合しています。すなわち、前述のとおり、30 年前、大阪府がん登録データの前立腺がん年齢調整罹患率は非常に低く、米国（SEER）の約 28 分の 1 と大きな差がありました（表4）。最近、前立腺がん罹患率は米国の 3 分の 1 に近づいています。

　移民の研究によれば、日本人が米国に移住すると、母国で低かった前立腺がん罹患率が一世、二世、三世の順に上昇します。これは前立腺がんがライフスタイルを反映し、食生活・身体活動の生活習慣と遺伝要因の交互作用のもと

表4 アメリカ[a]と日本[b]の前立腺がん罹患率の比較 — 1975年 vs 2012年

	罹患率/10^5		アメリカ／日本の比
	アメリカ	日本	
1975年	94.0	3.4	27.6
2012年	115.7	38.2	3.0

a) Surveillance, Epidemiology, and End Results Program, USA.
b) 大阪府地域がん登録

生ずることを如実に示すものです。つまり、確実なリスク・予防要因は知られていませんが、何らかのライフスタイル要因が前立腺がんと関連があるのは確かです。

【解説メモ】臨床がん（顕在がん）、ラテントがん、偶発がん、オカルトがん

　前立腺がんには、徴候・症状などがあって診断される臨床がん（顕在がん）の他に、特段の徴候・症状がない不顕在がん（ラテントがん、偶発がん）、オカルトがんがあります。ラテントがん（超低リスクがん）は、他の死因で死亡した方を解剖［剖検］して発見された局在がんのことです。PSAスクリーニングでも無徴候・無症状ラテントがんが診断されています。偶発がんは前立腺肥大症などに対する組織診断を実施して、文字通りたまたま診断されたものです。一方、オカルトがんは、転移がんの原発巣を探すなかで発見された進行がんです。

【解説メモ】がん一次予防、二次予防、三次予防

　がん一次予防は、がん予防要因を取り込み・摂取し、がんリスク要因を除去・回避して発生を予防するもの

です。一次予防は健康増進とオーバーラップするところがあります。がん二次予防は、がん徴候・自覚症状のない時点で、がん検診・スクリーニングにより、早期発見し早期治療を行うものです。次のステップは徴候・症状のある臨床がん（顕在がん）の治療となります。三次予防は、がん摘除術後、もしくはがんを抱え・共存しつつ、がんサバイバーとして社会復帰すること（リハビリテーション）を意味します。

第 3 章　前立腺がんの発生要因

この章では、前立腺がん罹患数・罹患率の主な決定要因および前立腺がん予防要因・リスク要因について解説します。前立腺がんは男性ホルモンと関連があり、主なトピックですので、この章の最後でまとめて説明します。

　なお、一次予防要因・リスク要因は、増悪予防・リスク要因、再発予防・リスク要因でもあります。すでに前立腺がんにかかっている方も参考にしてください。

1　前立腺がんの発生要因：遺伝要因と生活習慣要因
前立腺がん化機構

　がんはゲノム不安定性・DNA複製エラーを背景に、多くの宿主要因（老化を含む）と環境要因が長期間にわたる多段階・多ヒット（少なくとも、イニシエーションとプロモーションの2ヒット）の交互作用のもと生じた遺伝子突然変異・DNA損傷が蓄積し、それがDNA修復機構、細胞自死システム、細胞性免疫機序をすりぬけ、「非自己」細胞が無秩序増殖を繰り返し、血管増生、浸潤転移をともない、正常な細胞機能を破壊し、宿主（自己）に死をもたらすものです。

　前立腺がん発生要因を具体的に書き換えますと、宿主要因（年齢［加齢］、家族歴・家族集積性、民族、ジェネティック要因（がん遺伝子・抑制遺伝子、遺伝子多型）、エピジェネティック要因（DNA損傷を伴わない炎症・増殖など）×ホルモン（特に、男性ホルモン）×環境要因（ライフスタイル要因）（食事［コレステロール・油脂・多価不飽和脂肪酸、ビタミン、ミネラルを含む］、タバコ、飲酒、身体活動・運動、座位作業、性行動、産業・職業［夜間作業］、放射線曝露、感染など）×社会経済的要因（ストレス、貧困、健康格差、社会格差など）となります。

【解説メモ】遺伝子、ゲノム、DNA、染色体

　遺伝子は遺伝情報の最小単位（概念）であり、ゲノムは生物が持つすべての遺伝情報（概念）を指します。DNA は遺伝情報が書き込まれた物質（モノ）であり、染色体（モノ）に折りたたまれています。

【解説メモ】炎症とがん

　以前、炎症（発赤、熱感、腫脹、疼痛、機能障害）とがんは異なるものとされていました。しかし、炎症は細胞周期を促進し、DNA 複製エラーを生じやすいエピジェネティック環境をもたらしています。炎症が遺伝子突然変異、DNA 損傷を起こすわけではありませんが、発がんイニシエーション、プロモーションを生じやすい下地を提供しています。

■こぼれ話：がんは"不運"か ─ 偶然か必然か

　ジョンス・ホプキンス大学 Vogelstein, B は、大腸がん関連抑制遺伝子 APC 遺伝子を発見したことで有名な方です。

　Vogelstein と Tomasetti, C らは、がんは偶然（ランダム）に生ずる DNA 複製エラーによるものが多いといっています。すなわち、DNA コピーミスによるものが約 66%（2/3）、環境要因によるものが 29%、遺伝要因によるものが 5% と推計しています。一連の論文で、がんは"bad luck(不運)"で生ずると示唆しています。

　がん予防学者の多くは、がんは変容可能な環境要因・生活習慣要因が起こす遺伝子突然変異、DNA 損傷

で生ずるものが6割〜7割であり、がんは必然であり、多くは予防できると考えています。つまり、Tomasettiらの説は、がん予防学者の常識に挑戦するものです。

　前立腺がんには確実な予防要因・リスク要因が知られていません。がん一次予防学者には歯がゆいところですが、こと前立腺がんに関しては、今日、Tomasettiらの軍門に降らざるを得ません。

前立腺がん罹患数・罹患率の決定要因

　がん罹患数・罹患率は、予防要因・リスク要因に決定されます。それに加えて当該がんに関する認知、がん検診の影響、診断技術の向上などに左右されます。スクリーニングは疾病のふるい分けを行い、当該疾病（ないし、全死因）死亡数の削減・死亡率の低下を図るものですが、罹患率・罹患数にも影響を与えます。

　天皇陛下は2002年12月末にPSAテスト後に前立腺がんが確定診断され、翌年2003年1月に前立腺全摘除術を受けられました。その報道は国民のPSA検診受診率を上げ、その結果、前立腺がん罹患数・罹患率を押し上げています。これは社会的増加・上昇といえるものです（前出の図2）。

前立腺がん発生要因：宿主要因

　小児がんのなかには、親から子へ遺伝するものがあります。他方、成人のがんは宿主要因と生活習慣の交互作用のもと生じます。宿主要因のうち、遺伝要因は遺伝しますが、それだけでがんは生じません。すなわち、成人のがんは遺伝しません。

最近、普遍的ながん遺伝子（RAS 遺伝子など）や抑制遺伝子（Rb 遺伝子、P53 遺伝子など）に加えて、前立腺がん特異的ながん遺伝子・抑制遺伝子、遺伝子多型、エピジェネティック要因が特定されつつあります。現在も研究進行中・追試中のものであり、本書では詳述しません。

　なお、発がんリスクを修飾する遺伝子多型のうち、ビタミンD、アルコールなどの薬物代謝酵素の遺伝子多型、ステロイドホルモン合成・代謝酵素の遺伝子多型などについては、当該の生活要因項目のところで説明します。

【解説メモ】家族歴・家族集積性がある場合の対応

　前立腺がんには民族差、家族歴（家族集積性）があります。これには遺伝要因だけでなく、生活要因・環境要因を共有していることが含まれます。第一度近親者（父親、兄弟など）、第二度近親者（おじなど）に前立腺がん患者がいれば、その血縁者は前立腺がんにかかりやすいのです。

　遺伝要因の影響が大きいがんに乳がん、卵巣がん、大腸がんなどがありますが、前立腺がんは、それを上回る家族歴・遺伝性負荷があるとされます。

　近親者に前立腺がんにかかるか、前立腺がんで亡くなった方がいる場合は、PSA スクリーニングを 50 歳代から受け、一人で思い悩まず泌尿器科（ウロ）の専門家を受診し、セカンドオピニオンを聞くのがいいでしょう。家族歴がある方で高リスクがんを放置すると、隣接臓器浸潤、遠隔転移を生じやすく、死に至ることがあります。

㊙私の場合：家族歴を他人事と考えていた

　過年、異母兄弟の兄に体調はどうかと聞いたところ、「手術をした」といっていました。どの臓器かという質問には口を閉じた。その時、前立腺がんではないかと感じました。一般の人の場合(専門家でさえ)、特に、パンツのなかのがんのカミングアウトは、はばかるものです。前立腺がん摘除術を受けていたことを知ったのは、私が確定診断を受けた後でした。

　あいまいな情報に基づく素人的行動をし、骨転移の痛みを連想した嫌悪感があり、少なからず羞恥心があり、前立腺生検受診を先延ばしして確定診断を遅らせました。その結果、病期がいくぶん進展し、治療方法の選択肢が狭まりました。私の落ち度です。まさに後悔先に立たずです。

　兄弟・姉妹に自分が前立腺がんの治療を受けたことを告げたところ、異母姉の子（甥）が前立腺がんの手術をしていたことが分かりました。

　したがって、私は、多分、父親から前立腺がんに関わる遺伝子・遺伝子多型を遺伝しているものと考えられます。

宿主要因：加齢、老化、エイジング

　前立腺がん最大の要因は加齢であり、典型的な老化がんです。50歳未満の方にはまれであり、以降、年齢別罹患率は上昇し始め、特に、60歳代後半から急に上昇します（図4）。年齢階級別罹患率カーブは $y = x^6$ に近似し、がんのなかで最大のべき数です。

　80歳以上になると罹患率はプラトーないし下降しています。

図 4-①　高精度地域がん登録地区年齢階級別罹患率 [a]

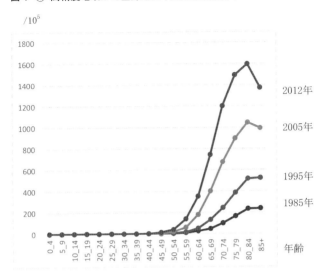

a) 国立がん研究センターがん情報サービス

図 4-②　高精度地域がん登録地区年齢階級別死亡率 [a]

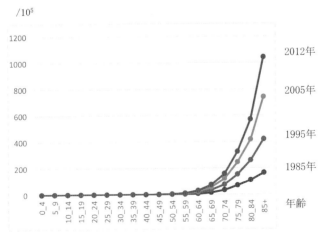

これは誕生暦年が異なる集団における罹患率の横断的観察による現象です。縦断年齢曲線（ある年齢の率［点］を多暦年にわたり結んだもの）の観察か、誕生コホート曲線（同じ暦年に誕生した集団を一生涯フォローするもの）を観察すると、罹患率は年齢とともに上昇します。

> **【解説メモ】コホート**
>
> コホートは古代ローマにおける歩兵隊の単位です。疫学では、ある特徴を持つ集団（特定の曝露集団、受益集団、誕生暦年集団など）を指し、誕生暦年コホートは、特定の暦年に誕生した集団を意味します。

前立腺がん発生要因：生活習慣・ライフスタイル要因

WCRF/AICR 報告書（2007年）を参照して説明します（表5）。世界の疫学専門家パネリストが、がん予防要因・リスク要因に関する科学論文をレビューし、確実な証拠レベルの要因、ほぼ確実な要因、限られた条件下で可能性のある要因などに分類しています。若干、古いのですが、今日でもよく参照されます。

残念ながら、前立腺がんの章に日本の疫学研究は引用されていません。民族によって食生活・ライフスタイルは異なり、遺伝子多型の分布には差異があります。宿主要因・環境要因の交互作用の帰結であるがんの場合、外国のデータを鵜呑みにできないところがあります。そのことを念頭におき、最近のわが国の論文も参考にして解説します。

確実な要因

WCRF/AICR の報告には、前立腺がんの確実な予防要因・

リスク要因はリストアップされていません。今日、前立腺がんには、タバコと喉頭がん・肺がんなど、ヘリコバクターピロリ菌と胃がん、肝炎ウイルス（B型、C型）と肝がん、パピローマウイルスと子宮頸がんなどのような確実な要因は知られていません。

ほぼ確実な予防要因：抗酸化ビタミン・ミネラル

リコピンを含む食品、セレン・セレンを含む食品は、ほぼ確実な予防要因とされ、ビタミンEおよびα-トコフェロールは、限られた条件下で可能性のある予防要因です。

リコピンは赤色の果物・野菜（トマト、スイカ、ピンクグレープフルーツなど）に含まれるビタミンA前駆物質カロテノイド（カロチン類）の一種で抗酸化物質です。発がん物質・突然変異原物質・活性酸素などによるDNA損傷を制御します。その効力はα-カロテン、β-カロテン、ビタミンEより強いとされます。他のカロテノイド（キサン

表5 前立腺がんの予防要因とリスク要因 [a]

	予防要因	リスク要因
確実な要因		
ほぼ確実な要因	リコピンを含む食品 セレンを含む食品 セレン	カルシウムを多く含む食品
限られた条件下で可能性がある要因	豆類(マメ科植物) ビタミンEを含む食品 α-トコフェロール	加工肉 牛乳・乳製品

a) WCRF/AICR 報告書 [2007年] 引用改変

トフィル類）であるアスタキサンチン、β－クリプトキサンチンなどにも発がん予防効果が期待されます。

　ビタミンEも脂溶性ビタミンです。油脂類、種実類、魚類、鶏卵、緑黄色野菜などに多く含まれます。化学的異性体４種のトコフェロール、４種のトコトリエノールからなります。α－トコフェロールの生理活性・抗酸化作用が最も高いとされます。特に、脂質過酸化を防止し、発がん機序をコントロールします。

　セレンは微量栄養素・ミネラルです。植物性食品のブロッコリー、ケール、ニンニク、動物性食品の肉、魚、鶏卵などに多く含まれます。血中ではセレン含有グルタチオンペルオキシダーゼを構成します。その効果発現には当該酵素の遺伝子多型が関与しています。食品中の代表的セレンたんぱく（セレン＋アミノ酸）は、セレノメチオニン、セレノシステインです。甲状腺ホルモン代謝に関連し、過酸化物質の消去作用があります。植物性食品中のセレンは土壌中セレン濃度を反映します。中国甘粛省でのセレン不足による甲状腺機能低下、心筋壊死を呈する克山病が有名です。

　セレンを多く含む食品の摂取は望ましいと考えられます。水溶性ですが過剰症・中毒症が知られ、サプリメントとして大量に摂ることは推奨できません。

　以上のビタミン（特に、油溶性ビタミン）、ミネラルは食物として摂取すると、抗がん作用があります。しかし、サプリメントとして摂取した場合、効果がないか・逆効果（発がん作用）を示すパラドキシカルな現象が報告されています。つまり、野菜・果物などから適量摂った場合は、抗酸化物質として作用しますが、サプリメントとして大量摂取した場合、発がん物質・活性酸素・酸化物質として働

く可能性があります。人智には限りがあり、適量を決めかねていると思われます。

限られた条件下で可能性のある予防要因：豆類（マメ科植物）

　わが国で最も多く食されている豆類は大豆です。大豆・大豆製品が含むがん予防植物化学物質（フィトケミカル）には、各種ビタミン（カロテノイドを含む）、ポリフェノール（フィトエストロゲンであるイソフラボン［ゲニステイン、ダイゼイン、グリシテイン］を含む）などです。

　腸内細菌によって大豆イソフラボン（ダイゼイン）の生理活性物質エクオールが産生されますが、その産生群では前立腺がんリスクが低いことが示唆されています。エクオールはエストロゲン受容体と結合してアゴニストとして働き、がん細胞の増殖を抑制します。他方、エクオール非産生群では、前立腺がん予防効果は限られています。したがって、エクオール産生群であるか否かのタイプ分けを行い、効果的テーラーメイド予防が期待できます。

　【解説メモ】アゴニスト vs アンタゴニスト

　　アゴニストは受容体（レセプター）と結合して、本来の物質（リガンド）と同じ薬理作用を示す物質です。アンタゴニストは受容体と結合して、逆の作用を示す物質（反作用物質、阻害剤・拮抗剤、インバースアゴニスト）です。

証拠不十分の予防要因：その他の野菜・果物

　表5にはありませんが、最近、注目されている物質は、十字花植物・アブラナ科植物（ブロッコリー、カリフラワー、

アブラナなど）です。DNA損傷を予防するメチルメタンチオスルホネートやスルフォラファンを含み、がん予防食品として期待できます。その他、ザクロジュースに前立腺がん予防効果があるという報告もあります。

証拠不十分の予防要因：ビタミンD

　名前どおりビタミンですが、一部は、体内で生成されるホルモンの一種です。植物（キノコ類）などから摂取するプロビタミンD2、鶏卵、鮭などの動物性食品から摂取するプロビタミンD3、コレステロールを材料にして体内で作られるプロビタミンD3があります。紫外線の照射を受け、それぞれビタミンD2とビタミンD3になります。肝臓で25(OH)ビタミンD、腎臓で活性型1,25(OH)$_2$ビタミンDとなります。カルシウム吸収と排泄調節機能を持ち、アポトーシス、細胞分化促進、細胞周期調節機能を有し、発がんを抑制します。

　前述しましたが、高緯度住民に前立腺がん罹患率が高いという現象の一部を説明できます。人類が6万年前に日照時間の長いアフリカから短い高緯度地域に移動した「出アフリカ」に起因するものだとされます。その代謝にはビタミンD受容体遺伝子多型（Fok Ⅰなど）が関与しています。

　通常の食事、ライフスタイルではビタミンD過剰症は生じません。しかし、サプリメントでビタミンDを過剰摂取すると、高カルシウム血症をきたし、また、紫外線を浴び過ぎると皮膚がんのリスクが上昇します。

証拠不十分の予防要因：身体活動・運動

　WCRF/AICR報告書によれば、身体活動・運動は結腸がん

(確実)、閉経後乳がん、子宮体がん（ほぼ確実）を予防するとされますが、前立腺がんについての記述はありません。身体活動・運動はテストステロン、エストロゲン、インスリン分泌量を下げ、逆に DHEA 量、インスリン感受性を上げ、細胞性免疫を賦活化して前立腺がんリスクを下げる可能性があります。

その他、緑茶、コーヒーには、それぞれ抗酸化物質カテキン、クロロゲン酸などが含まれることから、前立腺がん予防要因であるとする報告があります。

ほぼ確実なリスク要因：カルシウム（を多く含む食事）

カルシウム（を多く含む食事）はほぼ確実なリスク要因とされます。

日本人中高年男性の摂取量（450〜550 mg/day）は、日本人の食事摂取基準（2015 年版）の推奨量（650〜700 mg/day）を下回っており、歯・骨の健康、骨粗鬆症の予防の観点から摂取勧奨がされています。日本のカルシウム摂取量は先進国のなかで低いほうであり、前立腺がんリスクとなるほど過剰摂取していません。カルシウムとビタミン D との交互作用を考えると、最近、前立腺がんリスクが上昇しているのはパラドックスです。骨の健康のことを思量すると、わが国でカルシウム摂取量を減らす勧奨は望ましくありません。

【解説メモ】牛乳・乳製品の摂取

牛乳・乳製品はカルシウムの主要供給源です。牛乳は本来、仔牛にとって発育・成長に必須の食品です。たんぱく、脂肪、コレステロール、ビタミン、ミネラル（カルシウムを含む）、女性ホルモン（エストロゲン）、成長ホルモンなどを含むバランス栄養食品です。すなわち、

がん増殖にも格好の物質です。したがって、牛乳・乳製品は前立腺がんだけでなく、他部位がん（結腸がんなど）の促進要因・増殖要因とされ、諸刃の剣的食品です。

　カルシウム供給源として牛乳・乳製品を多量摂取するのではなく、鶏卵、小魚、豆腐、野菜などを適宜摂取するのがよいと考えられます。

限られた条件下で可能性のあるリスク要因：牛乳・乳製品

　前述のように、牛乳・乳製品はカルシウムの主要供給源であり、限られた条件下で可能性のあるリスク要因とされます。また、前立腺がん発症には牛乳・乳製品に含まれるエストロゲンも関連しているかも知れません。

限られた条件下で可能性のあるリスク要因：加工肉

　加工肉（赤身肉）には鉄に加え、アミノ酸熱分解過程で生ずる遺伝子突然変異原物質（ニトロソアミンなど）が含まれ、その代謝酵素の遺伝子多型の関与が考えられます。

　加工肉は、鶏卵、魚卵、魚介類などとともに、飽和脂肪酸、コレステロールの主な供給源です。コレステロールはステロイドホルモン（アンドロゲン、エストロゲンおよび前述のビタミンDを含む）の原料です。前立腺がんはアンドロゲン依存性のがんです。したがって、肉・加工肉が前立腺がんの可能性のあるリスク要因であることがうなずけます。肉・加工肉は他のがん（結腸がん、膵がん、子宮体がんなど）のリスク要因とされます。たんぱく質供給源には肉・加工肉に偏らず、他のたんぱく源（鶏卵、魚介類、植物性たんぱくなど）とバランスよく摂取したいものです。

証拠不十分のリスク要因：コレステロールと脂肪酸

　表5にはありませんが、コレステロール、飽和脂肪酸、一価不飽和脂肪酸は前立腺がんリスク要因と考えられます。コレステロールはステロイドホルモン（性ホルモンを含む）の材料であり、その摂取量と血中コレステロールレベルは前立腺がんと関連があるのかも知れません。ただし、コレステロールは食事からの摂取量より、体内での生成量のほうが多く、整合性よく説明するのは容易でありません。

　多価不飽和脂肪酸のうち、n-6系リノール酸は炎症物質の代謝の流れ（シクロオキシゲナーゼ経路［COX1/COX2］・アラキドン酸カスケード）の起始物質であり、プロスタグランジンの原料であり、発がんリスク要因とされます。他方、n-3系 EPA、DPA、DHA には炎症抑制作用があることから、予防要因と考えるのが妥当だと考えられます。

証拠不十分のリスク要因：アルコール

　アルコールは適量（つまり、微酔、半酣、半醉）であれば「百薬の長」とされます。しかし、特に、アルコール脱水素酵素（ADH1B）（アルコールをアセトアルデヒドへ代謝する酵素）、アセトアルデヒド脱水素酵素（ALDH2）（アセトアルデヒドを炭酸ガスと水へ代謝する酵素）の組み合わせのうち、ADH1B 変異型（活性［－］）、ALDH2 ヘテロ型（活性［±］）の方が多飲すると、食道がん、頭頸部がん、膀胱がんなどのリスクが高くなります。また、アルコールは脂肪組織からのエストロゲン分泌を上げるため、飲酒と女性乳がんとの関連が報告されています。このことから、アルコールおよび ADH1B・ALDH2 は前立腺がん発生に関わることが示唆されます。この場合、酒は「百厄の長」となります。

㊙**私の場合：アルチューハイマー**

　健康・栄養に関わる某研究開発独法勤務時は単身赴任でした。独法評価の点検、事業仕分けの反省のため、連帯意識の高揚をかね、ほぼ毎晩、近くの居酒屋に行き、酒を浴びるほど飲んでいました。私は ALDH2 ヘテロ型なので、健康にいいはずがありません。私の前立腺がんの原因のひとつは過剰飲酒ではないかと考えられます。また、一過性であった心房細動が慢性化してしまいました。当時、アルコールと心房細動との関連を自分勝手に否認していました。とんでもない不健康・栄養研究所理事長でした。

　同僚の S 理事は、そのような私をアルチューハイマー(アコール依存症＋アルツハイマー)(造病名です)と呼んでいました。彼は私以上にうわばみでした。その呼称は、そっくり、S 理事に返上したいところです。

証拠不十分のリスク要因：タバコ

　生活習慣のなかで、タバコは単独で最大の DNA 損傷要因、発がん促進因子です。タバコは血中抗酸化ビタミンを浪費し、男性ホルモンを上昇させ、また、ウイルス関連がんのリスクを上げます。

　しかし、WCRF/AICR 報告書を含め、タバコと前立腺がんとの関連を確実に示す報告はありません。それは前立腺がんの自然史が長く、どの時点で発がんヒットが起こり、どのように促進因子・増殖因子が働いているのか、前立腺がん発生機序の 5W1H が未解明なためかも知れません。

証拠不十分のリスク要因：その他

　ウイルス感染、メタボリック症候群、夜間労働、メンタルストレスなどが、前立腺がんのリスク要因ではないかという報告もあります。

2　前立腺がんの発生要因：ホルモン

　前立腺がんはホルモン（特に、男性ホルモン）関連がんです。それは前立腺の成長、機能発現、萎縮が男性ホルモン依存であること、前立腺がんには精巣（睾丸）摘除術（去勢術）、黄体形成ホルモン放出ホルモン（LH-RH）アナログ剤、抗アンドロゲン剤（男性ホルモン遮断剤）の投与・服用が有効なことから明らかです。

男性ホルモンがんのシナリオ

　男性ホルモンと前立腺がんとの関連を説明するシナリオの5W1H（Who［がんの症例 vs 対照群、高リスクがんか低リスクがんか、遺伝子多型のタイプ］、What［どの男性ホルモン］、Where［どのDNA、細胞か］、When［どの時点、年齢か、イニシエーション［発がん］vs プロモーション［促進］vs プログレッション［増殖］］、Why［ホルモン放出の理由は］とHow［どのような機序・仕組みか］）の全容を描くのは簡単ではありません。

　ホルモンの精巧な恒常性・フィードバックシステムと、がん発生機構の不可逆的累積の仕組みとは相容れないように思われます。

アンドロゲンの種類

　アンドロゲンは男性ホルモンの総称ですが、主なものは

次の3つです。

1) テストステロン (TS)

　脳の視床下部からゴナドトロピン放出ホルモン (GnRH) である LH-RH が放出され、下垂体から黄体形成ホルモン (LH) と卵胞刺激ホルモン (FSH) がリリースされます。その指令を受けた生殖腺・精巣（睾丸）（この経路がメイン [95%] で、副腎皮質経路が一部 [5%] です）のライディッヒ細胞において、コレステロールを原料にして TS が生成・分泌されます。この情報は視床下部へフィードバックされ、LH-RH ないし LH、FSH の放出は減少し、男性ホルモンのホメオスターシスが巧妙に保たれます。

　TS の主な作用は、外性器・内性器（前立腺を含む）の発育と機能の発現（特に、精巣 [睾丸] で精子を作る機能 [造精機能]）、筋・骨格の増強、第二次性徴の発現などです。TS は (精巣 [睾丸]) (testis) で産生されるので、この名前がついています。

2) デヒドロエピアンドロステロン (DHEA)

　上述の LH-RH ついで LH、FSH シグナルが副腎皮質網状層に達すると、DHEA が生成され、それを受けフィードバックシステムが働きます。DHEA は免疫活性化、循環改善に関与し、「若返りホルモン」とされます。

3) ジヒドロテストステロン (DHT)

　5α-リダクターゼにより TS が還元され、生理活性が高い DHT となります。DHT により放出された TGF-β1 により脱毛が生じます。5α-リダクターゼには遺伝子多型があり、DHT 産生タイプと非産生タイプがあり、前立腺がんリスクも異なるとされます。前立腺がんに家族集積性があるという根拠の1つです。

なお、キンケイ雄の冠羽ごとき髪形をした某国大統領が服用している養毛剤フィナステリドはDHT拮抗剤であり、市販養毛剤中のミノキシジルは血行改善薬です。

男性ホルモンがんに関する疑問
　次のようなナイーブな疑問が浮かんできます。以下、私的仮説を交えて説明します。
1）高齢者で前立腺がんができるのはどうしてか。
　思春期にTSが放出され前立腺は大きくなります。高齢になりコレステロール摂取量が減少し、体内生成量も減り、TS放出量が減少し、精巣（睾丸）が縮小し、前立腺が萎縮し、いわゆる男性更年期を迎えます。しかし、実際には前立腺がんが「できた」。なぜでしょうか。
　高齢者になってがんが「できた」のではなく、青年期から壮年期にかけゲノム不安定性・DNAコピーミスが背景にあり、発がん物質・活性酸素・酸化物質などによって生じた遺伝子突然変異が、DNA修復機構、細胞性免疫機能、細胞自死システムなどをすり抜け蓄積され、その後、壮年期から高齢期にかけゆっくりと促進・増殖されたものでしょう。それには男性ホルモンの量（濃度）・活性に加えて、TSとDHEAとの比、5α-リダクターゼ活性の差、男性ホルモンと女性ホルモンのバランスなどが関与しているものと考えられます。
2）低男性ホルモン患者さんにも前立腺がんが発生するのはどうしてか。
　これには男性ホルモンそのものに遺伝子毒性（発がん性ないし遺伝子突然変異原性）があるのか否かという原初的問いかけを含んでいます。TSが低下する高齢期にかけ前

立腺がんが「増殖した」メカニズムと類似の説明がなされるのかも知れません。また、男性ホルモン以外の環境要因（特に、喫煙、飲酒、感染、酸化物質・酸化ストレス[活性酸素]など）が絡んでいると思われます。

3) 前立腺がんでホルモン療法が効かなくなるのはどうしてか。

抗 TS 療法・男性ホルモン剥奪療法（去勢療法）および去勢術（除睾術）により TS が減少し、前立腺は縮小します。しかし、一定期間後に効かなくなるケースがあります。これはがん細胞が自己保存を図るために遺伝子突然変異（形質転換、受容体の変化など）・選択を起こし、男性ホルモン療法に対する耐性を獲得したものです。まれながら、もともと去勢抵抗性前立腺がんと考えられるケースもあります。

　■こぼれ話：助べーであれば、前立腺がんになりやすいか

性欲も TS の濃度（量）・活性に関連があります。性活動活性度と前立腺がんリスクとの関連に関する研究を紹介しましょう。前立腺がんと年齢と住所をマッチさせた対照群との間で、過去の要因・曝露を比較する症例対照研究（奇しくも、京都府立医大グループと京大グループによるもの）が行われました。

前立腺がん患者さんと対照群の性行動などを調べています。前立腺がん群は精通が早く、早婚で結婚期間が長く、若い頃には性生活が旺盛であったが、高齢になり性欲が落ちたという特徴を持っていました。すなわち、男性ホルモン濃度が高いこと、男性ホルモンの曝露時期・総量が重要な要因ではないかと解釈されます。また、性生活が不活発になると、前立腺液が溜まり毒性物質（toxic substance）（物質の詳細記述はあ

りません)となるとディスカッションされています。

　助べーは男性ホルモンだけでなくメンタルな要因が関与しており、助べー要因と前立腺がんとの関連は一筋縄ではいきません。

■こぼれ話：**男性型はげだと前立腺がんになりやすいか**

　前立腺がんは男性ホルモンと関連があり（あった）、男性ホルモンははげと関係がある（あった）。5α-リダクターゼによりTSが生理活性の高いDHTに代謝され、DHTによりTGF-β1が生成され、男性型脱毛症を生ずる（生じた）とされます。すなわち、男性型はげは前立腺がんと関連があるという三た論法（短絡的三段論法）です。

　私が治療・フォローアップを受けている某医療機関の外来・入院患者の頭部観察結果を報告します。一般に白髪がはげより多いのかも知れませんが、前立腺がん患者さんに男性型はげは少なく、白髪（正確には白髪＋薄毛）のほうが多く観察されました。

■こぼれ話：**巨根だと前立腺がんになりやすいか**

　前立腺がんは男性ホルモンと関連がある。男性ホルモンが多いと多分、巨根でしょう。

　巷間、ペニスが大きいと前立腺がんになるとささやかれますが、第二次性徴（ペニスの長短・大小）と前立腺がんとの因果関係の検討は十分とはいえず、この三段論法もまた推測の域を出ません。

　すなわち、自分のペニスは長く・太く（自慢こそすれ）、前立腺がんになりやすいと悲観する必要はあり

ません。逆に、モノが短く・細いので前立腺がんには
ならないと楽観できません。

　好色家石部金吉パンピーを
　分け隔てせぬ前立腺がん
　（注：パンピー＝一般の人）

㊙私の場合：摂護の会

　前立腺がん患者組織としてTOMOの会、腺友ネットというホームページがあります。私どもの同病を語る（憐れむではなく）会のことを紹介します。摂護の会といいますが、はげはいません。いかにもマッチョという方もいません。多くの方は、助べーでなく石部金吉のように伺えます。しかし、人格とチン格は異なり、昼顔と夜顔は一致しないので、即断はできません。

　「あれ、貴君もか」「驚いた、先輩もですか」といった挨拶になっています。今日、10人に1人、前立腺がんが診断されています。そう、その1人が貴男かもしれません。将来、もっと、多くの前立腺がん患者・サバイバー同士が同病相語ることになります。「ひとは見た目が……」といわれますが、こと前立腺がんに関しては正しくありません。

■こぼれ話：前立腺がんと乳がんの比較

　乳がんは初潮が早く、結婚が遅く（もしくは未婚）、妊娠・出産がゼロか少なく、授乳経験がない・期間が短い方がハイリスクとされます。乳がんはエストロゲン総量、エストロゲン分画、エストロゲン活性の差（ア

ロマターゼ合成酵素などの遺伝子多型によるものも含む）が関与していると考えられます。また、長身、ボインの方が高リスクとされます。しかし、どの時点のどのホルモン曝露がクリティカルなのか、いっそうの究明が待たれます。

前立腺がんと乳がんの多くは緩徐な経過をとりますが、なかには急性増悪するものがあります。

㊙私の場合：サイズの検証

患者さんに「あなたは巨根ですか」と問えば、狂人扱いされるでしょう。そこで銭湯で他人のペニスを観察する実地検証（わらじ疫学）をやりました。男性ストリップ鑑賞代は、入湯料 400 円〜 500 円に含まれています。たぶん……。単身赴任中、風呂を沸かすのは面倒であり、一人風呂後にお湯を流すのはモッタイナイです。ジョギング後の汗流し、寒い時などの半身浴のために、よく銭湯に行きました。

あぶな絵のような巨根はいません。デフォルメは爛熟した江戸性愛文化の遊び心か、浮世絵師の小筆コンプレックスの裏返しか、巨根願望は春画の悪影響です。せがれは「誇根」にはほど遠く、平方根 √3（1.73…[ひとなみ…]）（見栄か・欲目かも知れませんが）サイズだと思われました。他人のペニスは前（特に、横）からみるので割と正確に目測できます。一方、自分のペニスは真上の最悪のアングルから眺めるので、いやがおうにも短尺にみえます。

連れションの場合も、左右の方のものをロンパリ的に眺め、御仁同士の対比は OK にしても、くれぐれも

ご自身のものとの比較は自粛してください。また、でっぷり腹の皮下脂肪にペニスは埋没し、毛深い方では埋毛します。メタボで毛深い貴男、よしんば、短尺にみえても落胆しないようにしてください。それは錯覚です。

巨根も√3根も小根も
えこひいきせぬ前立腺がん

銭湯が嫌いな方、銭湯に行く時間と入湯料を惜しむ方、自分の目より他人のデータを好む方は、以下の論文を入手（タダです）して熟読吟味されるか、ホームページ（概説版）にアクセスしてください。15,521人の「しなえた状態」と「いざ鎌倉の時」のデータが報告されています。なお、サイズには民族差があるので、ご勘案ください。
http://www.bjuinternational.com/bjui-blog/normal-review-analyzes-data-flaccid-erect-penis-lengths-men/

外科手術、小線源療法を受けられる場合は、陰毛の刈毛の機会があります。そのチャンスを逃すことなく、己がモノの正確な測定・検証を試みるとよいでしょう。

たとえ、大兄が小チンであっても落胆するなかれ、それより小さくなりません。

■こぼれ話：巨根に魅力を感じない

瀬戸内晴美さんがデビュー当時、某誌に短編「花芯」を投稿したところ、「子宮」という言葉が頻出するためか、エロ作家と酷評されたそうです。その後、「子宮」

を削るなど推敲をされていますが、改訂版で数えると7つ残っています。

瀬戸内寂聴さんは文化勲章、朝日賞、多くの文学賞を受け、天台宗の権大僧正です。瀬戸内寂聴・瀬戸内晴美による「わが性と生」の「晴美から寂聴さまへの手紙」のなかで「巨きすぎるものは嵩張るだけで味けないだろうなと想像します」と書いています。ご本人が心身ともに感度のよい稀有の上品上生の女人なのか、貧弱コンセイ持ちに対する観音さまの慰めなのでしょうか。

政治家は（キャリア官僚も）、性別を問わず、忖度を仕込み、文書を隠ぺい・改ざんし、不妄語戒を守らず、しばしば公然と嘘をつく。ひとなみの心を持っておれば、「四知」（天知る、地知る、子知る、吾知る）があることに気づきます。「天網恢恢疎にして漏らさず」の故事のもと、厚顔の確信犯には棺を覆う前に必ずや天罰が降ります。目こぼれがあっても、死後に閻魔大王の眼はごまかせません。間違いなく大叫喚地獄に墜ちます。叫喚地獄では熱した鍋で焼かれ、釜で煮詰められ、煮えたぎる銅を口に流され舌は焼けただれます。それが永遠に続くのです。大叫喚地獄はその10倍の苦しみを味わいます。

お釈迦さまはウソつかない。その弟子、お坊さんも（偉くても、偉くなくても）ウソつかない。

■ こぼれ話：道鏡は巨根か

新撰古今枕大全という本には、弓削道鏡と通じたとされる孝謙天皇（後の称徳天皇）も、「男の物、あな

がちにも太きにもよらず、……技たくみなれば、たとえ一物は細く小さきものにても、大分こころよく気をやることなれど……」と宣われているそうです。つまり、道鏡はテクに長けていたのであり、世間で「道鏡は巨根」というのは作り話なのかも知れません。

なお、熊本市には道鏡をまつる弓削神社があり、多くの珍宝が奉納されているそうです。

■こぼれ話：色即是空・空即是色
瀬戸内晴美・寂聴さんは、自由奔放に、かつ、俗と聖を一途に生きています。瀬戸内晴美さんは官能豊かに性を書き、瀬戸内寂聴さんは深く生を語り、そして死を説いています。大僧正はヒンドゥー教のミトゥナ彫刻、密教の歓喜天のごとく人生の表、裏そして真ん中、すなわち、生、性（小さな死［プチモルト］、フロイト的にいえば、エロスとタナトスとの合一）、死の3Sに通暁した聖人だと考えられます。理趣経にあるごとく煩悩を肯定しつつ解脱され、般若心経にある色即是空・空即是色を体得された摩訶不思議な方なのでしょう。

なお、密教の本尊である大日如来の智挙印（本来、森羅万象の統合を意味する）はヒンドゥー教のヨニ・リンガ、チベット仏教（ラマ教）のヤブユム（交合仏）を連想させます。ここまで不謹慎な妄語をすると罰当たりであり、小野篁の監視は逃れられず、衆合地獄行きは必定です。鉄の山で押しつぶされ、焼けた鉄でできた獣や鳥に食べられる。愛しい女性が現れるが、近づこうとすると消え、奈落で永劫に愛別離苦を味わうのです。

㊙私の場合：剃毛か刈毛か切毛か、やって貰うかセルフか

　前立腺がんの外科手術、小線源療法の際、陰部・会陰部のむだ毛処理が必要です。私が小線源療法を受けた時には、看護師さんが電動バリカンで刈毛をやってくれました。優しい看護師さんで、嬉しくも恥ずかしい体験でした。

　手術前日の夕方、薄暗いなかで処置がなされ、催して勃ったらどうしようかと思いました。幸か不幸か懸念に反して（残念ながら予想どおり）、うなだれたままでした。後日、腺友に聞いた話ですが、もし、勃ったら、看護師さんから息子をつねられるか、指ではじかれるか、往復びんたを食らうそうです。

　看護師の優しく当たる剃毛に
　嬉し恥ずかしおじぎし勃たず

　最近、人手不足ためか、ここでもセルフが導入されています。セルフは羞恥心を感じなくてよい。ただ、バリカン刈りの場合、角度に注意しないと皮膚を傷つけることになります。先日、私は心房細動に対するホットバルーンアブレーションを受けました。大腿動脈・静脈からカテーテルを挿入するため、陰部の刈毛が必要です。その際に、セルフ刈毛をやりましたが、陰嚢の刈毛はなかなか難しい。コロコロしたタマタマを何か所か傷つけ、出血しました。抗凝固剤を処方されており、なかなか止血しませんでした。時間はかかりますが、当該の部位はハサミでの切毛がいいと思われます。なお、刈毛して2、3週間後、5分刈りの状態に

なると、痛痒くてタマりません。

　最近、WHOは剃毛の傷からの感染を避けるために、術前の剃毛を止めるよう勧告しています。術野確保のため、むだ毛が縫合の邪魔になるため、刈毛・切毛・除毛は残るでしょうが、少なくとも剃刀での剃毛はなくなるでしょう。また、皮膚がはがれるほどたわしでごしごしとやっていた手洗いも、ウォーターレス法や簡易手洗い法に変わりつつあります。

■こぼれ話：恥ずかしさの序列
　術中・術後の排尿管理のために、尿道カテーテル（チューブ）留置の挿入は避けられません。前立腺周囲から尿道球部屈曲部にかけて抵抗があり、「ウグッ」とくる痛みがあります。なお、ペニスを引っ張り、尿道をまっすぐにすると通過しやすくなります。また、細いカテーテルが入らない場合、逆に、太いほうが（患者はタマりませんが）うまくいくそうです。

　サイズ（まさに、大なり小なり）を問わず、チン列は恥ずかしい。その度合いは術者の性別にも依存するでしょう。ウロ医と放射線技師は男性が多く、看護師（ナース）は女性が多い。独断と偏見で、恥ずかしさの低いものから順に並べると、放射線外部照射（放射線技師）、直腸診（ウロ医）、前立腺生検・外科手術・小線源療法（ウロ医）、剃毛・刈毛（ナース）、膀胱留置カテーテル挿入（ナース）の順でしょうか。

　皆さん、まな板の鯉よろしく観念して、前立腺がんの診断・治療を受けてください。

第 4 章　前立腺がんのスクリーニング

本章では、スクリーニング・疾病二次予防の概要、PSAの説明、PSAのカットオフ（COP）値、PSAの正確さ（感度、特異度、陽性反応的中度など）、PSA検診の有効性評価などについて述べます。

スクリーニングとは

スクリーニングは確定診断ではなく、可能性のあるケースをふるい分けるものです。特異的症状がない時点で、早期発見・早期治療を行い、当該死因（ないし、全死因）による死亡の予防・回避を目指すものです。したがって、前立腺がん二次予防は、まず、みずからがPSAテスト受診を思い立つことです。

前立腺がんのスクリーニング

前立腺がんのスクリーニングには、以前、直腸診とエコー（超音波断層法）が行われていましたが、死亡率削減効果が確認されませんでした。PSAテストは1990年代半ばにFDA（米国食品・医薬品局）が認可し、世界的にPSA検査が開始され、今日に至っています。わが国では、現在、8割以上の市町村がん検診、職域健診、人間ドックなどで任意型検診として実施されています。安全、安価、簡便のため、対策型検診に匹敵する（もしくは上回る）受診率です。

PSAとは何か

PSAは前述のとおり、前立腺特異抗原であり、前立腺組織から血中に滲出するたんぱくです。前立腺がんだけでなく、前立腺炎、前立腺肥大などの疾病、サイクリング、性行為などに加え、加齢でも上昇します。したがって、厳密

にいえば、前立腺腫瘍特異抗原・がんマーカーではありません。

　逆に、PSA 値を下げるものには、まず、前立腺肥大症の薬（5α-リダクターゼ阻害薬、抗アンドロゲン薬など）があります。その他、高血圧、脂質異常症、心房細動など対する降圧剤、抗凝固剤、非ステロイド抗炎症剤（アスピリンなど）、コレステロール合成阻害剤（スタチンなど）の薬物があります。当該の薬を服用していると偽陰性となることがあり注意が必要です。

　【解説メモ】PSA の発見

　1960 年米国の Flocks, RH らは前立腺組織中に抗原提示物質を発見し、1963 年に Barnes, GW らは前立腺液中に免疫学的特性を有する物質を報告しました。1969 年に原三郎(はらみつろ)（久留米大学名誉教授、九州大学 1946 年［昭和 21 年］卒業）らは、精漿中に PSA と同一物質である γ-seminoprotein を分離精製しました。1970 年代に入り、Ablin, RJ らが正常な前立腺組織中に抗原を同定しています。

　1979 年にローズウェルパークメモリアル研究所（米国）Chu, TM 研究室の Wang, MC らは PSA を精製し、1980 年に Kuriyama, M らは高感度で簡便なエライザ免疫学的測定法を開発しました。1994 年に FDA により承認され、広く普及することになり、今日、世界中の多くの男性が恩恵を受けています。

　原らの研究は、もともと法医学分野でレイプの証拠に使われたものであり、前立腺がんに直接関連づけたものではありません。しかし、Flocks ら、Barnes ら

とともに、原らの業績は高く評価されるべきものと考えます。

PSAは半世紀前に発見されたものですが、今日、PSAに優る前立腺がんスクリーニング方法はありません。治療効果マーカー、再発（生化学的再発）判定マーカーとしても有用です。また、PSAは悪性度・リスク評価ないし進展度とも相関し、補助マーカーとしても参考にされます。

すなわち、PSA抜きに前立腺がんの予防、診断、治療を考えることはできません。

【解説メモ】Ablin博士の嘆き

正常の前立腺組織にPSAを見出したAblin, RJは、ニューヨークタイムズ（2010年3月9日）「読者のオピニオン」欄で「前立腺の重大な誤り」(The Great Prostate Mistake) と題して、以下のように嘆いています（抄訳）。

米国では毎年、3,000万人がPSA検査を受け、前立腺がん医療費として少なくとも年間30億ドル（3,300億円[1ドル＝110円で計算]）が使われている。

前立腺がん生涯リスクは16％であるが、死ぬのは3％にすぎない。すなわち、多くの男性は前立腺がんで死ぬより、前立腺がんをかかえながら死ぬ方が多い。PSAテストは貴男を殺す前立腺がんと殺さないがんを区別できない。それはコイントスレベルの確率である。PSA低値前立腺がんがあり、高値でもがんでない場合がある。

FDAは、PSA測定による前立腺がん検出率は3.8％で

あり、それは直腸診より優れているという研究報告に基づき認可している。

PSAが4.0 ng/mLを超えると、痛みをともなう前立腺生検を受け、確定診断がなされると、手術療法、放射線療法、障害を伴う他の治療を受ける。

2009年NEJM誌でアメリカPLCO Cancer Screening Trialと欧州のグループ（ERSPC）は、PSA検診の死亡率削減効果に関する研究結果を報告した。前者では、55歳以上の対象者にPSA検査によるスクリーニング効果を認めなかった。後者は1人を救命するのに48人を治療する必要があるというものであった。

それを受けアメリカがん学会、アメリカ予防医学会は、PSAテストをルーチン検診に使うには証拠不十分としている。一方、製薬会社は前立腺がんの警鐘を鳴らし、アメリカ泌尿器科学会はPSAテストを推奨し、国立がん研究所はあいまいなスタンスを取っている。

米国予防医療サービス対策委員会（USPSTF）は、75歳以上を対象にしたPSA検査の中止を勧告したが、若年層に対する検診の評価はしていない。

確かに、PSA測定が有効な場合がある。治療後にPSAが急に上昇すれば、再燃を示す。家族歴があれば定期的チェックが必要であり、PSAが急増した場合はがんを意味する。

そのようなメリットは限られており、50歳を超える全員にPSAテストを適用すべきではない。アメリカ医学会はこの現実を直視し、不適切なスクリーニングは止め、不必要な治療を避け、医療費の濫費を止めるべきである。

【解説メモ】USPSTF による前立腺がん検診勧告草案 2017

　USPSTF は、最近の PLCO および ERSPC のエビデンスを再評価し、米国内の治療内容の変化（監視療法の普及）を踏まえ、後述の ProtecT のデータを鑑み、5 年ぶりに前立腺がん検診勧告を見直し、2017 年 4 月上旬に改訂草案を報告しました。55 歳以上を 2 群に分け、70 歳以上ではおそらく害が便益を上回るので、従来通りグレード D (推奨せず) とし、55 歳〜 69 歳群は「PSA テストを実施するかどうかは、患者と担当医との共有の意思決定に基づいて判断すべきである」（グレード C) としています。

　なお、グレード C は、害が便益より大きいことが、中程度以上確かであるという定義です。

　ハーバード大学の某研究者は自身のブログのなかで、ハムレットのごとく、「PSA テストを受けるべきか、受けざるべきか、それが問題（ディスカッション）だ」と悩んでいます。

スクリーニングの感度、特異度、陽性反応的中度

（表 6 および図 5)

　感度＝疾病ありと確定診断されたケース中のスクリーニングテスト陽性の割合＝疾病ありを疾病ありとする（真陽性）確率＝真陽性 / (真陽性＋偽陰性)

　特異度＝疾病なしと確定診断されたケース中のスクリーニングテスト陰性の割合＝疾病なしを疾病なしとする（真陰性）確率＝真陰性 / (真陰性＋偽陽性)

表6 スクリーニング評価のための 2x2 表

		確定診断 (ゴールドスタンダード)	
		疾病あり	疾病なし
スクリーニング	テスト陽性	TP 真陽性	FP 偽陽性
	テスト陰性	FN 偽陰性	TN 真陰性

図5 スクリーニングのカットオフ値

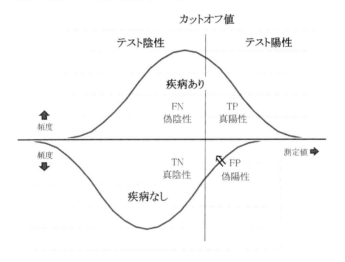

陽性反応的中度＝スクリーニング陽性中の疾病ありの割合・確率＝真陽性 /(真陽性 + 偽陽性)

マーカー高値が疾病ありを示唆する検査システムの場

合、COP を上げると感度が下がり、特異度は上がります。逆に、COP を下げると感度が上がり、特異度は下がります。このように感度と特異度はトレードオフの関係にあります。

感度を縦軸、1-特異度を横軸にとり、受信者動作特性曲線（ROC）を描き、テストパフォーマンスを ROC カーブ下面積（AUC）で評価します。

陽性反応的中度はスクリーニングの正確さだけでなく、年齢、受診回数などに規定され、感度、特異度が同じであっても、疾病有病率（プリーバレンス）に比例して高くなります。なお、疾病検出に重きをおくスクリーニングの場合、陰性反応的中度はさほど重要ではありません。

前立腺がんスクリーニングの問題点

確定診断ではがんであるが、PSA 値が COP より低い偽陰性（見逃し、医療訴訟を内包）、他方、確定診断ではがんでないが、PSA 値が COP より高い偽陽性（見過ぎ、負のラベリング効果、過剰診療）が少なからずあります。

前立腺がんは一般に経過が長く、生命予後が比較的よいので、偽陰性はあまり問題にされません。他方、偽陽性は問題であり、それを回避するために COP を上げる提案もされています。

年齢階級別 PSA 値の COP

一般に PSA 値の COP は 4.0 ng/mL とされます（表7）。4.1 〜 10.0 ng/mL は軽度上昇（グレーゾーン）、10.1 〜 20.0 ng/mL は中等度上昇、20.1 ng/mL 以上は高度上昇とされます。PSA 値は加齢によって上昇するので、年齢階級別 COP 値も提案されています（表8）。PSA 値が COP を上回り、時

表 7　PSA 値の評価 [a]

基準値（カットオフポイント）	4.0 ng/mL
軽度上昇（グレーゾーン）	4.1〜10.0 ng/mL
中等度上昇	10.1〜20.0 ng/mL
高度上昇	20.1 ng/mL 以上

a)　前立腺癌取扱い規約第 4 版より

表 8　年齢階級別 PSA カットオフポイント [a]

50〜64歳	3.0 ng/mL
65〜69歳	3.5 ng/mL
70歳以上	4.0 ng/mL

a)　前立腺癌取扱い規約第 4 版より

系列変動が大きい場合に、前立腺生検（精密検査）の受診勧奨がなされます。

PSA テストの正確さの評価

　前述のとおり、PSA 濃度は前立腺がんの悪性度・リスク、病巣のサイズ・広がりなどに比例します。年齢に加え、他の疾病、服薬などにも影響されます。PSA テストは、前立腺生検組織診断をゴールドスタンダードにして評価されます。前立腺生検は 10 〜 12 ヶ所穿刺されますが、初期のがんの場合にはヒットせず、偽陰性になることがあります。したがって、感度、特異度、陽性反応的中度の正確な数値を示すのはなかなか困難です。わが国における関連の疫学研究は少ないです。以下の値は、Hoffman, RM の記事、Kanao et al（2014）の報告などを参照した概算値です。

　4.1 〜 10.0 ng/mL（グレーゾーン）の場合、PSA の感度は 40 〜 70% であり、特異度は 60 〜 80% です。AUC はおお

むね 0.6 です。初回受診者（60 歳以上）の陽性反応的中度は約 30% です。

【解説メモ】検診にみられるバイアス
1) 健康受診者バイアス
　一般にがん検診受診者は、健康志向が高いというバイアスです。
2) セルフセレクション（自己選択）、ノンアドヒアランス（非遵守）。
　検診を評価する研究の場合、実験者の割り当てを守らず、実験群が自主的に受診しないこと、逆に、コントロール群が勝手に受診することによるバイアスです。
3) レンクスバイアス
　検診では病状経過が緩徐ながん（おとなしい低リスクがん）がふるい分け（発見）されやすいこと。
4) リードタイムバイアス
　生存期間の測定開始時期が前方へ移動しただけであり、検診を行うことで生存期間の延長はみられないこと。
5) オーバーダイアグノーシスバイアス
　過剰診断のことであり、前立腺がんの場合、ラテントがんの診断を含む。

【解説メモ】バイアス
　結果をゆがめる系統的誤謬（システマティックエラー）のことです。実験・研究開始前に排除しておかないと、研究中・後で調整・補正などができないものです。

PSA 検診有効性評価のためのランダム化比較対照試験（RCT）

　世界各国・地域において、PSA 検診の有効性評価に関する RCT が実施されています。

　欧州の ERSPC は死亡率削減効果があるとしていますが、アメリカの PLCO は否定的です。未だ決着がついていません。ERSPC のフォローアップ期間は短いとする批判があります。一方、米国では PSA 検診受診率が高く、コントロール群に検診受診者が多く含まれるコンタミネーション（データ汚染）（セルフセレクション、ノンアドヒアランス）があるという指摘があります。

　わが国では PSA 検診有効性評価のための RCT は実施されていません。日本泌尿器科学会は、基本的に ERSPC よりのスタンスです。一方、厚労省老人保健健康増進等事業による「新たながん検診手法の有効性の評価報告書」（2001 年）では、「現時点では、PSA 検診による死亡率減少効果を判定する適切な根拠となる研究や報告はなく、現在欧米で進行中の RCT の成績を参照にすべきである」と述べています。また、厚労省科学研究費による研究班・がん研究センター・厚労省は外国の論文のうち PLCO の結果に沿い、死亡率減少効果が証拠不十分（すなわち「前立腺がんの死亡率が下がるという証拠はない」）とし、対策型検診にしていません（2009 年報告）。

PSA の総合的評価

　前立腺がんの罹患率・有病率は高く、重大な健康問題であり、死亡率が高く、重篤な疾病です（致命率は必ずしも

高くありません)。前臨床期が長く、早期発見し早期治療につなげられます。確定診断と適切な治療方法があり、経過観察・患者管理ができ、社会復帰が可能です。PSAテストは簡便であり、機器、スタッフ面での精度管理がされています。

しかしながら、前立腺がんの自然史は明らかでなく、スクリーニングの正確さ（感度、特異度、陽性反応的中度など）が必ずしも高くなく、AUCが広くありません。世界的にもスクリーニングの有効性・死亡率削減効果の評価が定まっていません。偽陽性、過剰医療（過剰診断、過剰治療）が少なからずあり、医療費高騰をもたらす可能性があります。社会経済的評価（費用対効果、費用対便益）、害対便益評価についても意見が分かれています。

前立腺がん検診のマネジメント

以上のように、PSAテストにはメリット・デメリットがあります。それはPSAそのもののデメリットではなく、PSAテストやCOPのマネジメントが未熟であり、補助マーカーなどの周辺項目に関する解明が不十分であるためだと考えられます。PSAマーカー（倍加時間、上昇速度、密度など）、遊離型（フリー）PSA対 総PSA比、pro-PSA値、尿中マーカー（PCA 3を含む）などの変数（パラメタ）を組み合わせると、スクリーニングシステムの正確度が上昇します。

その他、スクリーニングないし生検診断に関することには、1) 生検組織を用いた細胞増殖・細胞周期マーカーなどの組織免疫染色、2) グリーソンスコアの見直し・標準化、デジタル化・数量化、3) ゲノム・エピゲノム解析な

どがあります。以上のデータ分析を IT/ICT、AI にゆだね、参考にするのもいいかも知れません。

PSA 検診間隔

　現行のスクリーニングでは、経過がスローな低リスク前立腺がんのふるい分けはできているが（レンクスバイアス）、経過が速い高リスクがんの選り分けはできないという「そもそも」論もあります。前立腺がんで死亡する方は検診未受診者で手遅れだったか、短期間に急性増悪した高リスクがんであった可能性があります。高リスクがんふるい分けには、頻回（年に複数回）の PSA 測定が必要となりますが、そうすれば低リスクがんをもっと拾い上げ、過剰診断・過剰診療につながります。過剰診断を回避するには、逆に検診間隔を広くした方がよい。このように検診間隔を狭くするか広くするか、ジレンマを含む難しい選択ですが、総合的に判断すべきでしょう。

　アメリカでは PSA 年齢別階層化に加え、検診間隔を広くし、組織生検の代わりに MP-MRI など画像診断が活用されています。これは日本でも広がっています。

N 市個別がん検診（市指定医療機関で行う個別がん検診）

（表 9）

　私が居住する N 市では前立腺がん検診も個別任意型検診として実施し、費用補助がされています。受診当日 70 歳以上の方、65 歳～ 69 歳であるが後期高齢者医療制度による被保険者証をお持ちの方、生活保護世帯や市民税非課税世帯の方に対しては優遇措置があります。

　PSA 検査料は 2,000 円～ 3,000 円ですが、ほとんどの検

表9 N市個別がん検診（市指定医療機関で実施されているもの[a]）

検診の種類	がん	対象	検査項目	自己負担額
対策型検診	胃がん	40歳以上	胃部X線直接撮影	¥1,020（節目料金＝¥510）
	肺がん	40歳以上	胸部X線直接撮影 喀痰検査（リスク者のみ）	¥1,850（節目料金＝¥920）
	子宮頸がん	20歳以上	パブスメアテスト （子宮頸部細胞診）	¥1,950（節目料金＝¥970）
	大腸がん	40歳以上	便潜血検査（2日法）	¥610（節目料金＝¥300）
	乳がん	40歳以上	視触診、マンモグラフィ	¥1,850（節目料金＝¥920）
任意型検診	前立腺がん	50歳以上	PSA検査	¥1,330（節目料金＝¥660）

a) http://www.city.nisshin.lg.jp/fukushi/hoken/gankenshin/gan_kenshin_kobetsu.html より

診実施市町村や健康保険組合から費用補助があります。市町村・職域で異なりますが、自己負担は500円〜1,000円です。

㊙私の場合： 前立腺生検

　回顧的に考え、前立腺生検（精密検査）を受診すべきだった機会がありました。それはPSA値が約1.5年間で2倍に上昇し大きな変化があり、初めて4.0 ng/mLを上回った時（2009年12月）、初めて6.0 ng/mLを超えた時（2011年7月）でした（図6）。また、当初からフリーPSA対総PSA比が低く、生検を受けるべきでした。赤ん坊がぐずり、鼻汁をすすり、よだれをたらしている状態のごとく、「ぐずぐず」「ずるずる」「だらだら」と前立腺生検・組織検査を受ける機会を先送りしました。

　2012年11月にPSA値が7.63 ng/mL、12月に6.79 ng/mLとなったので、主治医ドクターAの顔を立て、冷やかし半分で前立腺生検を受けました。麻酔下では身体と霊魂の遊離現象があるか、西方浄土には蓮の

図6 PSA値の推移:私の場合

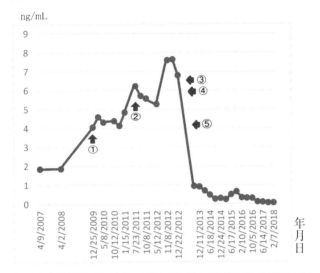

① 前立腺生検を受けるべきだった第1の時(約1.5年間にPSAが2倍に上昇し、初めてカットオフ値を超えた時)(2009年12月)
② 前立腺生検を受けるべきだった第2の時(PSA値が再上昇した時)(2011年7月)
③ 前立腺生検を受けた時(2013年1月)
④ 前立腺がん確定診断を受けた時(2013年2月)
⑤ 放射線治療を受けた時(小線源療法[2013年6月]+外部照射療法[2013年8月~9月])

　花が咲いているかなどの臨死体験をしてみようと思いました。しかし、静脈麻酔薬で意識レベルはストンと落ち、試料採取の痛みも感じませんでした。試料採取後まもなく眼が覚めましたが、血尿が出るなど、その晩は痛みで一睡もできませんでした。

　組織診断結果は立派な前立腺がんでした。グリーソンスコア3+3ないし3+4(中間リスク)で(口絵図A)、占拠率1%～30%であり、初期ステージとはいえず、T2bN0M0でした。

やっせんぼ精密検査先延ばし
　ステージが進みもはや笑えず
　(やっせんぼ＝かごっま弁で弱虚のこと)

㊙私の場合：PSA 測定は率先して受診したが、生検受診は先送りした

　スクリーニングテスト結果が「要精検」であれば、時を移さず精密検査を受けるべきでした。前立腺がん進展がスローなため、まだ、手遅れへの影響は小さかった。

　繰り返すかも知れないドジ、繰り返してはいけないヘマなどには、次のようなものがあります。科学者にあるまじき未熟な情報マネジメントと幼稚な感情のコントロールです。

1　未熟な情報マネジメント

　PSA に対する生兵法を持ち、PSA は前立腺がん以外の要因でも上昇すること、過剰診断があるという生半可な知識のもと、主治医の指示を聞き流していました。健康オタクはがんにかかるはずなく、自分だけはロシアンルーレットに当たらないという傲慢がありました。家族歴把握が中途半端でした。

2　幼稚な感情コントロール

1) 嫌悪感

　外科療法には括約筋、支配神経、血管の切除・損傷による下部尿路症状、ED、直腸障害などがあり、QOL が落ちます。また、前立腺がんには骨転移が多く、疼痛が伴い、嫌悪感・逃げたい気持ちがありました。病

状が進行した場合、薬物的（ホルモン）去勢術が実施され、除睾術（精巣［睾丸］摘除）がなされ生殖機能を喪失します。

2）羞恥心

腫瘍サイズ、病巣の広がりを臨床診断する方法に直腸診があります。その姿勢は砕石位（オムツ替えスタイル）か、直腸診用専用椅子に座るか、横に寝てお尻を出すものなどです。外科手術、小線源療法、放射線外部照射療法の際には、ご開チンしなければなりません。前2者の治療の場合、看護師さんから剃毛・切毛をされます。排尿管理のために尿道カテーテルが挿入されます。

以上の嫌悪感、羞恥心は、がんを診断し、治療するためには避けられず、クリアしなければなりません。いろいろ思いを巡らすのは時間の無駄です。

■こぼれ話：夢のプロジェクト―マイクロRNA（miRNA）によるがんスクリーニング

国立がん研究センター、国立長寿医療研究センター、新エネルギー・産業技術総合開発機構、9大学、東レ株式会社などは、これまで約4万人の患者さんの保存血液を用いて、13部位のがん（前立腺がんを含む）と認知症に特異的な種類と量の血中miRNA（エクソソーム顆粒中の20〜25塩基サイズのRNA）を特定し、当該疾病を感度95％以上、特異度80％以上で早期発見する解析法を開発しています。国立がん研究センターは2017年7月に研究倫理審査委員会の承認を受け、健常人やがん患者さん約3,000人の参画（まさ

に、産学官・民の連携)のもと、8月から臨床研究を始め、早ければ3年以内に実用化を図る予定という。

　1滴の血液で1度に13部位のがんと認知症をスクリーニングするマーカーは、これまでにない革命的なものであり、人間ドック、住民がん検診、職域健診などに導入されれば、がんによる死亡削減が期待されます。従来の検診マーカー(PSAを含む)・システムが大幅にリセットされるでしょう。疾病の進行度、悪性度、治療効果判定が可能になれば、医療にコペルニクス的変革がもたらされるはずです。

　ただ、13部位のがん・疾病をパックにした場合、費用(想定¥20,000)がかさみます。がん部位をチョイスでき、リスク評価(超低リスクがん[ラテントがん]+低リスクがん vs 中リスクがん vs 高リスクがんの鑑別)が可能なキットが望ましい。精度・正確度が高ければ、過剰にがんを拾い上げ、がん罹患数・罹患率を押し上げます。がん患者さん、認知症患者さんが世に満ち溢れ、医療費高騰に拍車を掛ける悪夢となるかも知れません。

主要2 RCTs (PLCOとERSPC)でPSAテストに死亡率削減効果が認められた!?

　2017年9月に、Tsodikov et al (Ann Int Med [2017])は、2主要RCTs (PLCOとERSPC)の観察期間を延ばし、死亡例数を増やしたデータを用い、同一のデータ解析方法(コックス回帰分析)により、両RCTsのPSA検診の年齢調整死亡率削減効果を比較・評価しました。

　11年間フォローアップしたところ、両研究とも統計学

的に有意なリードタイム延長(PLCO 研究の方が ERSPC 研究より長かった)を観察しています。ERSPC では 25 〜 31%、PLCO では 27 〜 32% の死亡率削減効果を認め、その結果は両 RCTs のスクリーニングプロトコルの差異によるものではないとしています。

　これで PSA 検診の主要アウトカムである死亡率削減問題の論争に 1 つの終止符が打たれたのかも知れません。

　ただ、ERSPC に対して指摘されていた統計学的パワー不足には対処されたものの、PLCO のデータ汚染の影響は除去できているのか、リードタイムは検診にみられるバイアスであるが、はたして MLTs 分析が妥当なものか、QOL を念頭においた年齢階級別評価はどうなっているか、1 つの論文で結論を急ぐべきではないなど、侃々諤々のディスカッションがなされています。

　また、費用対効果、費用対便益、害対便益評価、過剰診断・過剰診療、高齢者対策、監視療法などに関する懸案も残っています。

第 5 章 前立腺がんの診断

確定診断方法には病理診断、臨床診断があります。前立腺生検、摘除標本の組織診断は病理医が行います。臨床診断は専門知識と技術を持つウロのドクターの領域ですが、画像診断は放射線診断医が分担します。

病理診断

PSA値がCOP以上であり、時系列観察で変化が大きい時、フリーPSA対総PSA比が低い時などに前立腺生検が行われます（図7）。通常、10〜12ヶ所生検されます。

病理医が前立腺生検や摘除組織を顕微鏡で診て、がんであるか否かの確定診断をします。前立腺がんの主要組織型は、前立腺房由来の腺がん（adenocarcinoma）です。悪性度の高い未（低）分化がんから、中等度分化がん、悪性度の低い高分化がんに分けられます。

PSAスクリーニングの正確さ（感度、特異度、陽性反応的中度など）の計算時に、ゴールドスタンダードにもなります。

グリーソン分類（グリーソングレーディング・システム）

グリーソンスコアは前立腺がんの悪性度・リスクを評価する病理学的分類であり、治療方針や予後評価マーカーに使われます。1966年に米国のDonald F. Gleasonが提唱したものです（図8）。今日、グリーソングレーディングをしのぐ悪性度・リスク評価方法はありません。逐次、国際的に取り扱いが改訂されているものの、大枠、50年前のものが使われています。

グリーソンスコア6（3[プライマリパターン]＋3[セカンダリパターン]）vs グリーソンスコア 7（3＋4もし

図7 前立腺がん診療のアルゴリズム[a]

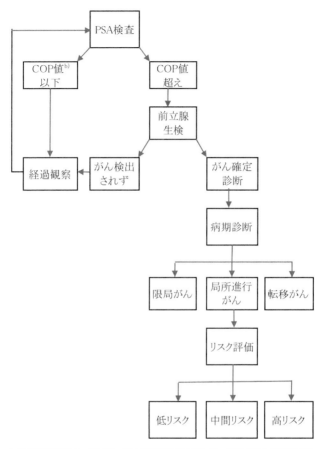

a) 前立腺癌診療アルゴリズム（前立腺癌診療ガイドライン 2016 年版）を引用改変
b) 基準値（カットオフ値）

図8 グリーソングレーディングの病理組織図

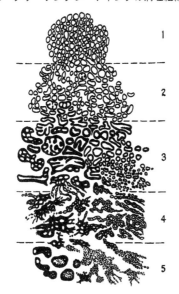

Gleason DF. Histologic grading of prostate cancer:
a perspective. Hum Pathol. 1992;23:273-279. より

くは4＋3）のアナログ診断の差異は微妙です。

　ところが、治療方法は大きく異なります。前者に対しては無治療ないし監視療法が選択され、後者に対しては積極的治療がチョイスされます。

　グリーソングレーディングは治療方法・モダリティを左右することから、「悪性度・リスク評価の甘さ」を避けたい（フェールセイフ的）心理が入らないとはいい切れません。

病期診断（TNM分類）（表10）

　腫瘍の大きさ(T)、病巣の広がりを所属リンパ節転移(N)、遠隔転移（M）で表します。

表 10 TNM臨床分類 [a]

T	原発腫瘍		
T0			原発腫瘍を認めない
T1			触知不能。画像による診断不能
		a	切除標本の5%以内
		b	切除標本の5%超
		c	針生検により確認
T2			前立腺に限局
		a	片葉の1/2以下
		b	片葉の1/2超
		c	両葉に浸潤する腫瘍
T3		a	前立腺皮膜を超えて浸潤する腫瘍 皮膜外へ浸潤する腫瘍(一側性、両側性) 膀胱頸部への顕微鏡的浸潤を含む
		b	精嚢へ浸潤する腫瘍
T4			精嚢以外の隣接臓器(外括約筋、直腸、挙筋および/または骨盤壁)に固定または浸潤する腫瘍
N	所属リンパ節		
N0			所属リンパ節転移なし
N1			所属リンパ節転移あり
M	遠隔転移		
M0			遠隔転移なし
M1		a	所属リンパ節以外のリンパ節転移
		b	骨転移
		c	リンパ節、骨転移以外の転移

a) 前立腺癌取扱い規約第4版より引用改変

Tカテゴリ（分類）は、主に、直腸診、内視鏡検査、画像診断、Nカテゴリは画像診断、Mカテゴリは画像診断（骨シンチグラフィを含む）に基づきます。

臨床診断

1　視診・触診

1）内視鏡検査

尿道内視鏡を用いて、前立腺がんが尿道粘膜や膀胱粘膜への浸潤があるかないかを調べます。

2）直腸診（直腸内触診）

直腸内に指を挿入して、前立腺がんの大きさ、直腸面の広がり・硬さ・性状、浸潤状況などを触診するものです。直腸診、内視鏡検査、画像診断に基づき、TNM分類のTカテゴリが決められます。

2　画像診断

1）超音波断層法（エコー）

超音波を用いた画像診断であり、鑑別診断と腫瘍の大きさを測定し、TNM分類のTカテゴリの根拠となります。経腹的超音波断層法（腹の上からのエコー検査法）と経直腸的超音波断層法(直腸にプローブ［探索子］を入れるエコー検査法）がありますが、後者のほうが正確な情報が得られます。

2）MRI（磁気共鳴イメージ）

腫瘍の大きさはもちろん、前立腺外浸潤と精嚢浸潤の評価、骨転移や骨盤内リンパ節転移の診断にも用いられます。すなわち、TNM分類のTカテゴリだけでなく、Nカテゴリ、Mカテゴリ診断にも有用です。

最近、MRIの解像度が上がり、小さながんや生検で見逃されたがんを発見できます。

3）CT(コンピュータ断層撮影)

腫瘍の大きさ、腫瘍の広がり、リンパ節転移、遠隔転移などを診断するために、CT撮影が行われます。PET-CTが

表 11　D'Amico のリスク分類[a]

	PSA値		グリーソンスコア		TNM分類
低リスク	≦10.0 ng/mL	and	≦6	and	≦T2a
中間リスク	10.1-20.0 ng/mL	and/or	7	and/or	T2b
高リスク	>20.0 ng/mL	or	≧8	or	≧T2c

a) 前立腺癌取扱い規約第4版より引用改変

実施されることもあります。

4) 骨シンチグラフィ

前立腺がんには骨転移が多くみられ、造骨性、溶骨性、混合性のものがあります。がんに集まる放射性物質を静注し、一定時間（3時間～4時間）後にガンマカメラで集積状況を撮影し、骨転移（Mカテゴリ）があるか否かを判断します。

前立腺がんのリスク分類

PSA値、グリーソンスコア、臨床病期（TNM分類）などを組み合わせ、最適の治療法の選択・決定やPSA再発、予後の評価に用いられます。代表的なものにD'Amico分類（プロトタイプ）（表11）、全米総合がん情報ネットワーク（NCCN）ガイドライン、ノモグラム評価などがあります。

1　NCCN ガイドライン

D'Amico 分類に基づき、PSA値、グリーソンスコア、TNM分類の3つを組み合わせたリスク評価です。

2　ノモグラム評価

PSA値、グリーソンスコア、TNM分類をコアにして、他

のパラメタを加え、個々のケースの治療成績や予後予測を試みる数学モデルです。オリジナルのPartin, MRによるものが広く知られていますが、日本版Naitoらのノモグラム評価もあります。

　今日、遺伝子診断、リキッドバイオプシー（血中循環腫瘍細胞、血中循環腫瘍DNA、miRNAなど）、画像診断の解像度などに改善がなされ、的確な悪性度・リスク診断、がん予知・予防、治療への活用・展開が期待されています。

第 6 章　前立腺がんの治療

この章では前立腺がん治療についてトランスレーションをします。根治療法である外科療法、放射線療法に加え、内分泌（ホルモン）療法を概説し、前立腺がん特異的な監視療法を説明します。

治療法選択のアルゴリズム（図9）

　治療は専門知識と技術を持つウロのドクターが行い、放射線療法は放射線科医と協働して行われます。主にPSA値、グリーソンスコア、TNM分類などによるリスク分類（D'Amico分類、NCCNガイドライン、ノモグラム評価など）に基づいて治療法が提示されます。

　ラテントがん（超低リスクがん）には無治療が勧奨されます。

　限局性の低リスクがんには監視療法がアドバイスされます。それは無為無策に待機するのではなく、積極的監視をするものです。中・高リスクがんの治療には、外科療法（局所療法を含む）、放射線療法、ホルモン療法およびその組み合わせのなかから選択されます。

　主治医から患者さんへ説明があり、インフォームドコンセント・インフォームドチョイスのもと、治療方法が決定されます。

治療法選択を左右する年齢

　治療方法の選択に当たり、もう1つの大きな条件は年齢です。高齢の場合、まず、無治療、監視療法が考慮され、根治療法後の生存率・生存期間と平均余命とを比較し、無治療、監視療法の場合のメンタルストレス、根治療法をした際のQOLの低下などを勘案して選択されます。

図9 前立腺がん治療のアルゴリズム（概略）[a]

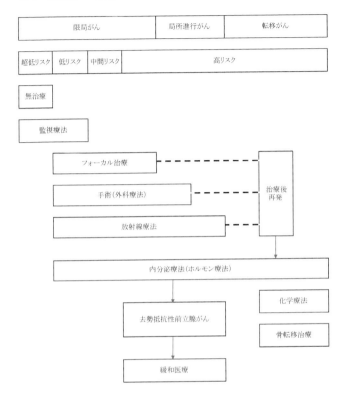

a) 病期別治療アルゴリズム（前立腺癌診療ガイドライン 2016 年版）を引用改変

　X歳の平均余命（X歳まで生きながらえたヒトの平均余命）を e_x とすると、（X歳 + e_x）＞ 平均寿命（0歳の平均余命 e_0）という関係にあります。2015年完全生命表を参照すると、例えば、70歳 + e_{70} = 70 + 15.59 = 85.59歳であり、e_0 80.75歳より 4.84歳ほど長い。

外科療法

　前立腺全摘術は代表的根治療法です。がんとすっきり決別するもので、局所再発リスクは低い。外科手術の際、メスで支配神経、血管、括約筋などを損傷し、その結果、下部尿路症状、EDおよび直腸障害などの合併症が生ずることがあります。

　浸潤・転移が認められた場合、所属リンパ節廓清に加え、睾丸・精巣摘除がされることがあります。これは外科的ホルモン療法といえます。

　限局がんの場合、手術合併症を少なくするために、高密度焦点式超音波（HIFU）を用い、がんだけをフォーカル（部分）切除する方法が提案されています。

　最近、ダビンチ手術（ロボット支援手術）が登場し、神経、血管、筋肉の損傷が少なく、排尿機能、勃起能、直腸機能などを温存できるようになりました。

　術後の局所再発、浸潤・遠隔転移に対するサルベージ（救済）放射線療法があり、ホルモン療法も選択されます。

放射線療法

　前立腺がんの放射線感受性は高くありませんが、限局性のものに放射線療法が実施されます。高リスクがんの場合、放射線療法＋ホルモン療法の併用療法がなされます。

　身体にメスを入れるわけではなく、下部尿路症状、ED、直腸障害は外科療法より少ないとされます。しかし、放射線照射による中・長期の副作用（排尿痛、排便痛など）、晩発性のがんリスクがあります。がんへピンポイント照射し、正常部分への被曝を避けるために強度変調放射線外部照射療法（IM-EBRTもしくはIMRT）・画像誘導放射線治療

(IGRT)があり、患者ごとに身体固定クッション（バックロック）が作られます。

放射線療法には外部照射、内部照射の単独か、双方の組み合わせがあります。また、外科療法の補助療法（アジュバント療法）、外科療法後に浸潤部位や遠隔転移部位に照射するサルベージ療法があります。ホルモン療法後の去勢抵抗性前立腺がんに対する照射も行われます。

内部照射療法には、高放射線 ^{192}Ir 一時的短時間挿入照射法（高線量率組織内部照射療法 ［HDR］）と低強度 ^{125}I シードを埋め込む密封小線源永久挿入療法（LDR、シード療法、ブラキセラピー）があります。

他の電離放射線療法には、粒子線（重粒子線 ［炭素イオン線］、陽子線 ［水素原子核］）治療があります。特定深度にフォーカスできる粒子線療法のほうが、放射線治療より副作用が少ないとされます。ただ、重粒子線治療、陽子線治療は高度先進医療であり、患者さんの金銭的負担が大きく、治療実績がまだ少ない。また、今日、全国でそれぞれ 5 施設、12 施設で多くありません。

2018 年 1 月の中央社会保険医療協議会（中医協）総会で審議され、4 月から前立腺がんに対する粒子線療法は保険適用されることになりました。

電離放射線療法ではがんが残存しており、再発のリスクがあります。再発した場合、ホルモン療法になります。

電離放射線療法には大なり小なり副作用があります。そこで、副作用が少ない近赤外線（熱線）を利用した近赤外線光免疫療法が考えられています。がん特異的抗体を静注してがん細胞表面にくっつけ、そこに近赤外線（熱線）を当て、がん細胞を狙い撃ちするものです。

㊙私の場合：まず、放射線小線源療法（シード療法、ブラキセラピー）

前述のとおり、PSAは10.0 ng/mL以下でしたが、グリーソンスコアは7、TNM分類はT2bN0M0でした。すなわち、無治療、監視療法の適用はありませんでした。

2013年6月に^{125}I密封チタンカプセル（ブラキシード［直径0.8mm、長さ4.5mm］75本を前立腺に経会陰的に永久挿入する小線源療法（110 Gray［吸収線量］）を受けました（図10）。

私の前立腺がんを診断し、ドクターSを紹介してくれたドクターAから、^{125}I小線源療法は低線量であり、半減期が60日と短く、放射能は減衰して他への被爆影響は少ない。しかし、万が一のために、放射線感受性が高い幼児をはじめ、抱卵（卵子はもっとも幼弱な細胞）している若い女性、ことのほか妊娠中の女性を抱いてはいけませんと厳命されました。

パンフレットにも、射精の際にシードが排泄されることがあり、いざコトに臨む場合には、コンドームを装着するようにと記載されています。

小線源療法による血尿があり、膀胱留置カテーテルの痛みがあり、QOLが落ち、メンタルEDに陥り、種の保存の欲望など催すべくもありません。

放射能管理上の法律があり、放射性物質を所持しているという証明書を1年間携帯しました。^{125}Iおよびチタンは飛行機搭乗前のX線検査にも反応せず、医療用の電磁場を利用したMRIでも問題はありませんでした。

チタンは融点が1,668°Cと高く、火葬後も燃えず

図10 小線源療法のシード線源挿入模式図 [a]

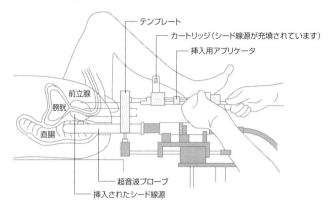

a) メディコン社ブラキ・サポートを参照
http://brachy.jp/leaflet/seed-therapy/05.html

に残っているはずです。何年か共生したブラキであり、私の形見にしたいところです。しかし、小さくて収骨金網を通過し、灰に埋もれてしまい、産業廃棄物となるのでしょう。

㊙私の場合：次に、放射線外部照射療法

当初、小線源療法単独かと思っていましたが、ドクターSから外部照射治療（放射線療法か重粒子線療法・陽子線療法）が示唆されました。後者の治療期間（1ヶ月）は前者（2ヶ月）より短く、副作用が小さいものの、治療実績が少なく、自己負担が大きい。そのことを勘案しリニアック（線形加速器）による放射線外部照射を選びました。2013年8〜9月に5週間（1週間に5回）、合計25回の強度変調放射線外部照射（IMRT）（1回1.8 Gray、計45 Gray)・画像誘導放射線治療（IGRT）を受

けました（口絵図B）。私が名古屋市近郊居住のために入院となりましたが、外部照射は外来治療が可能です。

副作用への対応はされていましたが、しばらく、血尿、排尿痛、排便障害があり、排尿痛は年単位で続きました。

治癒の目安5年目を迎え、PSA値は低値安定ですが、今後も前立腺がん再発、副作用の出現、晩発性がんリスクを念頭にフォローが必要です（前出の図6）。

■こぼれ話： 間寛平さんの場合

2002年、寛平ちゃんのPSA値は12.1 ng/mLと高かったものの、前立腺生検組織検査でがんはみつかっていません。その後、しばらくPSA検診を受けていなかったようです。

2008年12月に世界一周マラソン（アースマラソン）を始めました。2010年1月トルコのイスタンブールで、PSAテストを受けたところ40 ng/mLという高値でした。その後、生検組織検査でがんが確定診断されましたが、ホルモン療法を受けながら、イラン（カスピ海南岸）を経由し、トルクメニスタンまで走りました。

4月にカリフォルニア州立大学サンフランシスコ校（UCSF）放射線科において、5週間にわたる放射線外部照射に加え、高線量率組織内部照射療法（HDR）を受けています。6月にはマラソンを再開し、見事、2011年1月にアースマラソンを完踏しました。ジョギング愛好家にとり感動的なことでした。

内分泌（ホルモン）療法

　前立腺がん初回治療法にはホルモン療法がもっとも多く処方されています。この治療法の先駆者である Huggins, CB は 1966 年にノーベル生理学・医学賞を受賞しています。限局がん、進展したがん、転移がんなど、オールラウンドな治療法です。しかし、前立腺がんを完全に残したまま、がんと共存することになります。

　主なものは LH-RH（GnRH）アナログ剤（アゴニスト剤＋アンタゴニスト剤）、抗アンドロゲン剤（5α-リダクターゼ阻害剤を含む）、エストロゲン剤です。難治性のものには CAB（複合アンドロゲン阻害剤）（抗アンドロゲン剤＋LH-RH アナログ剤［アゴニスト剤もしくはアンタゴニスト剤］）の併用療法がなされます。

　外科療法にみられるような合併症はなく、放射線照射による中・長期の副作用もありません。しかし、ホルモン療法には、ホットフラッシュ（発汗・ほてり）、ED、女性様皮膚・乳房、骨密度低下などの副作用があります。

　遠隔転移がある場合、術後再発がんの場合はホルモン療法となります。治療後に去勢抵抗性前立腺がんが生ずることがあります。その場合、化学療法（ドセタキセルなどの抗がん剤、新規アンチアンドロゲン剤を含む）が選択されます。化学療法に放射線照射が併用されることもあります。

【解説メモ】前立腺がんの化学療法

　前立腺がんの初期治療に化学療法は選択されません。ホルモン療法後の去勢抵抗性がんに対して行われ、ホルモン療法＋化学療法の併用療法がなされることがあります。

一方、ホルモン関連がんである乳がんには化学療法が広く実施されています。大きな差異があり興味深いところです。

なお、著効する免疫療法は知られていません。

■こぼれ話：天皇陛下と前立腺がん

上皇・法皇による執政・院政など、かつての悪しき前例を回避するためか、天皇が崩御されるまでは譲位できない決まり（皇室典範）があります。明仁陛下・今上天皇（ご誕生日：1934年12月23日）は、2016年8月に生前退位・譲位をご示唆されるビデオメッセージを出されました。

2002年12月末にPSAテスト後に前立腺がんが確定診断され、翌年2003年1月には前立腺全摘除術を受けられました。その報道は国民のPSA検診受診率をアップさせ、その結果、前立腺がん罹患数・罹患率を押し上げています（前出の図2）。

その後、PSA値が上昇し、がんの再発が考えられたため、2004年7月からホルモン療法を受けられ、2012年2月には心臓バイパス手術を受けておられます。

以上の既往歴、現病歴をお持ちであり、ご高齢の天皇陛下の多くのご公務は激務だと拝察するにあまりあります。一般の人には定年があり、安穏に年金生活を送っています。国民の象徴的存在であり、ノブレス・オブリージュという縛りがあるにしろ、天皇陛下におかれましても生身の人間です。いわゆる定年（すなわち、退位）があっていいのではないでしょうか。天皇

陛下には前立腺がんサバイバーの観点からも、QOLの高いご長命を享受されるように、ご公務軽減にとどまらず、生前退位・譲位の方途を図っていただきたいと思います。

　ご存じのとおり、有識者会議での検討を踏まえ、第193回通常国会（2017年）において、天皇の生前退位を規定した特例法が成立し公布されました。そして12月の皇室会議の意見を踏まえ、ご退位日は2019年4月30日となりました。

無治療、監視療法
　一般に、高齢者のがんは増殖・進展がスローで、無徴候・無症状に経過するものが多い。特に、前立腺がんには臨床的定義「不治の病」に合わないものがあります。前述のとおり、ラテントがん（超低リスクがん）は無治療が選択されます。

　低リスクがん（PSA値≦10.0 ng/mL and グリーソンスコア≦6 and TNM分類≦T2a）のケースに対しては、監視療法が選択されることがあります。これは拱手傍観するのではなく、PSA値、フリーPSA対総PSA比、PSAダブリングタイム・上昇速度・密度、悪性度・リスク（グリーソンスコア）などのマーカーやがん進展度などを定期的にモニターし、積極的治療が必要と判断された場合、すみやかに治療を開始するものです。

　【解説メモ】無治療、監視療法選択の躊躇と葛藤
　　医療は完全無欠ではなく、医師も全知全能ではありません。医師の性（さが）として、がんと診断したからには何

らかの治療を行い、患者さんの救命を最優先にします。無治療、監視療法は手遅れになりかねず、最悪のシナリオ・死亡を考慮して、インフォームドコンセントのもと、低リスクがんに対しても治療が行われていないとはいえません。結果として、医療訴訟の回避はできていますが、システマティックに過剰医療を行い、医療費高騰を招いている可能性があります。事実、今日、無治療、監視療法が選択されているのは5%〜10%程度です。

　患者さんにとっても、がんを抱え治療しないのは不安であり、勇気のいる選択です。無治療、監視療法適用者および積極的治療を望まない方のPSA値変動データ（自然史のなかの促進、増殖、転移に関わる指標となる）などに関する多施設協働研究を行い、治療指針の標準化、治療ダイアグラムの樹立、監視療法適用拡大の方向性が探られています。

【解説メモ】無治療、監視療法は治療に優る？

　「予防は治療に優る」とされますが、ラテントがん（超低リスクがん）に対する無治療、低リスクがんに対する監視療法はがんと共生するものであり、まさに「無治療は治療に優る」というものです。

　医学の父ヒポクラテス（BC460年頃〜370年頃）の誓いの一つに「私は能力と判断の限り、患者に利益すると思う養生法をとり、悪くて有害と知る方法を決してとらない」とあります。これは「予防の原則」に通ずるものです。

【解説メモ】監視療法を評価する RCT

　イギリスで実施されている ProtecT 研究の報告 (Hamdy et al [NEJM], 2016) は、限局性前立腺がん (1,643 例) を無作為に PSA 監視療法群 (545 例)、手術療法群 (553 例) および放射線療法群 (545 例) に分け、前立腺がん死亡、全死亡、病勢進展、遠隔転移などのアウトカムを調べました。

　およそ 10 年間フォローしたところ、前立腺がん死亡・全死亡は 3 群間で差はありませんでした。これは患者さん、ウロのドクター、放射線科のドクター、病理医など、前立腺がんに関わるすべての当事者にとって朗報だと考えられます。

　当然のことながら、病勢進行、遠隔転移は、監視療法群のほうが外科療法群、放射線療法群より多かったと報告しています。もっと長期間フォローすれば、前立腺がん死亡・全死亡に影響があることを示唆しています。これは患者さんの年齢（平均余命 e_x）を治療法選択要件にすべきだという根拠になります。また、治療群間の費用対効果、費用対便益、害対便益（QOL）などに関する評価・比較も必要になります。

　なお、監視療法を評価する RCT は、オランダを中心に実施されている PRIAS 研究（わが国も参加しているもの）、スカンジナビア諸国で行われている SPCG 研究、アメリカで実施中の PIVOT 研究もあります。その長期フォローアップの結果が待たれるところです。

セカンドオピニオン

　診断と治療は専門家の主治医（ファーストオピニオン）

にお任せしましょう。ただし、患者さんも診断・治療について学び、診断（悪性度・リスク）、治療（特に、治療に関わる確定診断、監視療法 vs 根治療法、手術療法 vs 放射線療法 vs ホルモン療法）にいくつかの選択肢がある場合は、第3者の専門家のセカンドピニオンを聞くのがよいでしょう。

　一回きりのかけがえのない人生であり、自分のQOLに関することです。自分の価値観、生きざまに沿い、最適・最良・「最好」の治療方法を選んでください。

　ただし、はしご受診、モンスターないしクレーマーペイシャントはいただけません。しっかり学び、大人の患者になりましょう。

　泌尿器科は比較的単純な臓器システムを扱うことから、陰部（しも）の専門であるにも拘わらず（であるから）、ウロのドクターはなべてフランクな好人物が多いです。

遠隔転移治療と緩和療法・ケア

　前立腺がんは骨へ血行性遠隔転移を起こしやすく、疼痛は耐え難く、病的骨折も問題です。的確な手段がなく、かつて、がん病棟、放射線治療病棟では、患者さんが末期がんを抱え辛い痛みに苦しんでいました。今日、骨転移の疼痛には神経ブロック、鎮痛剤・麻薬カクテル、放射線照射がなされ、緩和ケア病棟、ホスピス病院では全人的緩和療法がなされています。

　再発の場合はホルモン療法、ホルモン療法＋化学療法の併用療法を受け、広く播種（はしゅ）した場合はがんと共生し、緩和ケアを受け、QOLを保ち、QOD（死の質）を大切にしましょう。尊厳死・平穏死・安楽死を望まれる場合は、遺言ない

しリビングウイルを認め、葬送の方法も選び、愛するひとに別れを告げましょう。

■こぼれ話：人生は思ったとおりになっているか

　落語家三遊亭歌之介はその噺のなかで「人生は自分が思ったとおりになっているか」に関して、「人生は<u>思った</u>とおりにならないと<u>思って</u>いるでしょう」「自分が<u>思った</u>とおりになっていないでしょう」すなわち「人生は自分が<u>思った</u>とおりになっているでしょう」と思ったことを取り違えた二律背反的詭弁「三た論」を展開しています。

　ある患者は「人生は自分が<u>思った</u>とおりにならないと<u>思っている</u>」「もっともなりたくない前立腺がんにかかり、自分が思ったとおりになっていない」つまり「人生は自分が<u>思った</u>とおりになっていた」とつぶやける？

■こぼれ話：前立腺がんはハッピーながんか

　ドクターAには「ラッキーながんになっておめでとう」と告知された。「立派ながんです」と告げられることもあるとか。

　前立腺がんの治療方法の選択肢は多い。予後の観点、QOLの視点から完全無欠な治療法はないが、前立腺がんは進行がスローなので、主治医とじっくり相談して治療法を選択できます。

　「死に至る病」という古典的・臨床的定義を満足しないものがあります。PSAが低値、低リスクのがん、限局したがん、高齢の場合には、無治療か監視療法を選べます。何としてもがんと決別したければ外科手術

です。外科的侵襲が嫌な方は放射線療法、ホルモン療法を選択できます。生命予後は治療法間で大きな差はありません。去勢術(除睾術)がなされることがあり、かかりたくないがんであり、骨転移の痛みはきつく逃げ出したくなる疾病でした。しかし、今日、骨転移の疼痛にはオピオイド系鎮痛薬などが処方され、QOLへの対応、緩和ケアが準備され、QODへの配慮がなされています。

　前立腺がんはもはや嫌ながんではなくHappyながんです。ただ、少しH(エッチ)で、ちょっとHazukashii、3Hのがんです。

第 7 章　前立腺がん予防・診断・医療への期待と展望

この章では、厚労省、泌尿器科学会、がん研究センター、患者さんなどに対して、前立腺がん一次予防、二次予防、治療、緩和ケアなどに関する提案、要望を述べます。

1　前立腺がん自然史の解明

自然史が十分に究明されておらず、明らかにすることが重要です。初期に悪性度・リスクは単クローン的に決定されているのか(均一性)、当初、さまざまな悪性度・リスク(サブクローン)のがんができるのか（不均一性）、すなわち、初期に低リスクであれば、ずーっと低リスクなのか、低リスクだった腫瘍が促進・増殖していくなかで、中間リスク・高リスクへの選択・形質転換があるのか（その逆の退縮もありうるのか）議論のあるところです。

前立腺がん自然史の研究のいっそうの深化が待たれます。

2　前立腺がん化の研究

前立腺がん化のメカニズムに関する人智は開発途上にあります。

発がん機構（がん発生、促進、増殖、転移関連遺伝子変異、エピジェネティックの機序など）に関するステージ特異的病因研究の創出が望まれます。実験室的・動物モデルが提案され、病理形態学的に PIN の報告がありますが、特に、高リスクがん化機構の解明が必要です。また、ホルモンにはフィードバックシステムがあり、それを勘案したメカニズムの究明が望まれます。

3　一次予防要因・リスク要因の究明

確実な予防要因・リスク要因を同定することが重要です。

日本人がアメリカに移住すると前立腺がんが増え、ライフスタイルがアメリカ化すると罹患率が上昇することから、前立腺がん化に生活習慣が重要な役割を果たすことは間違いありません。マルチヒット説を調べるためにデザインされたフォローアップ研究、予防要因を調べるRCTの実施が待たれるところです。

4　PSA検診の有効性評価に関する症例対照研究

　検診の有効性評価（特に、死亡率削減効果）にはRCTを実施するのが最適です。

　日本では検診実施地区と非実施地区での前立腺がん死亡の比較が行われています。これはスクリーニングバイアスの影響を免れえません。RCTは長期観察が必須であり、もし、遅きに失するという判断であれば、前立腺がん死亡に関する症例対照研究を行うのがよいと考えられます。RCTより迅速、簡便、低コストで実施でき、国際的評価にも耐えうるものとなります。

5　miRNAによるスクリーニングへの期待と危惧

　国立がん研究センターなどは産学官・民連携のもと、1滴の血液を用い13部位のがん（前立腺がんを含む）と認知症に特異的な種類と量のmiRNA解析法を開発しました。今後、一般の人と患者さんを対象に分析の妥当性と再現性を調べ、3年以内に事業化を図る予定とされます。これまでにない画期的スクリーニング法だと思われます。疾病の進行度、リスク評価、治療効果の判定への展開も期待されます。

　ただ、精度・正確度が高ければ、過剰のがん（例えば、

超低リスクがん［ラテントがん］、低リスクがんを含む)を拾い上げ、がん罹患数・罹患率を押し上げ、医療費高騰を招来することが危惧されます。

6　前立腺がんリスクの鑑別診断の確立

　診断が確実であれば、ラテントがんは特段の治療をせず放置できます。低リスクがんおよび中間リスクの一部は、監視療法を選択できます。しかし、無治療、監視療法には診療上の侵襲はないものの、病勢の進展・転移、手遅れなどの心配があります。

　初期のがんの場合、監視療法と3主要治療法との間で生存率に大差はありません。したがって、監視療法と3主要療法との間で、証拠に基づく明確な線引きとその妥当性の吟味が喫緊の課題です。

　高リスクがんについては、集学的治療・緩和ケアが必要です。つまり、高リスクがんと非高リスクがんとの鑑別診断の樹立も重要です。

7　IT/ICT・AIの活用

　前立腺がん診断・治療には解決すべき点があります。人智に基づくPSAのマネジメント（検診間隔を含む）、グリーソンスコアによる形態診断、エコー・CT・MRIなどの画像診断、リスク評価のアルゴリズム、無治療・監視療法に関わる鑑別診断は完璧とはいえません。

　国内・国際的データを持ち寄り、ゲノム診断の情報を加えたビッグデータを構築し、ICT・AIを活用し、ディープラーニングさせ、解析をまかせてみたい。診断の正確度を上げ、最適・最良の医療を提案してくれるかも知れません。

8　気兼ねせずセカンドオピニオンを受けられる環境整備

　生命予後だけでなく、QOL に関するリスクコミュニケーションを行い、医療費のことも天秤にかけ、患者さんがガッテンして、無治療、監視療法、3 根治療法を選べる配慮が欲しい。特に、低・中間リスク前立腺がんに対しては、がん治療だけでなく QOL、がんサバイバーのサポートが必要であり、高リスクがんに対しては緩和ケア、QOD が大切です。かしこまらず、遠慮せず、セカンドオピニオンを受けられる環境整備が望まれます。

9　自らも学ぶ患者さん

　検診・医療には限界があります。しかし、それは検診・医療否定に短絡しません。自身の人生であり、QOL であり、QOD です。患者さん自身もしっかり学んでいただき、賢明に検診を受けましょう。もし、ラテントがん（超低リスクがん）なら無治療、その他のがんなら監視療法、フォーカル（局所）療法、3 主要療法のうち適切な治療を受けましょう。

　ダチョウは危険に遭うと砂に頭をうずめ、現実を直視せず逃げています。思考を停止し、無為に時間を過ごし、手遅れでがん死するのは避けたいものです。

10　医療費高騰への配慮

　最近、ロボット支援手術、粒子線治療（重粒子線治療、陽子線治療）などの治療機器、去勢抵抗性前立腺がんに対する化学療法などの進歩は目覚ましく、生存率の向上、手術合併症（下部尿路症状、ED、直腸障害など）の低減がみ

られます。ヒトゲノム情報に対応した個別化医療（予知・予防も含む）に加え、がん細胞遺伝子情報に基づく分子標的薬が処方され、最適化医療へのパラダイムシフトが起こっています。しかし、これらは高額医療、医療費高騰を招くことがあり、また、健康格差・医療格差をきたします。費用対効果、費用対便益、リスク対ベネフィットの視点を忘れてはなりません。

11 前立腺がんに対する対策、コントロールとサポート

2017年10月に閣議決定された第3期がん対策推進基本計画には、がん予防・スクリーニング、治療・ケアに関する大局的・包括的論考がなされています。しかし、前立腺がんの予防・検診・医療に関する記述は見当たりません。

近年、前立腺がん罹患率はトップになり、死亡率も6位です。PSA検診には偽陽性があり、低リスクがんに対する過剰医療が行われ、医療費高騰をきたしており、問題であるのも事実です。

前立腺がんのスクリーニング・治療、対策・コントロール・サポートに等閑なく取り組むべきでしょう。

おわりに

　私は大学卒業後、40 年近く大学教員をやりました。うち約 17 年間（1992 年〜 2009 年 3 月）、名古屋市の某大学医学部・大学院教授を務め、学生・大学院学生に公衆衛生学、予防医学・疫学の講義・実習の教鞭をとり、疾病予防、健康寿命の延長、QOL の向上、環境保全などの研究を行い、国際・国内学会、関連雑誌をとおして情報発信を行いました。特に、がん予防・がん疫学（易学に似たり寄ったりで、浅薄浅学の無益学だと揶揄されることもあり）が専門です。地域の方々にがん予防の情報を提供し、「予防は治療に優る」というメッセージを発信してきました。

　定年前に大学を辞し、2009 年 4 月に某研究開発独法（旧国立研究所）の理事長に就任し、微力ながら国の健康・栄養に関する施策の下支えに当たりました。当時は自民党政権でしたが、同年 9 月に自民党から民主党へ政権交代がありました。まず、財源の点検・発掘のための事業仕分けがあり、独法には整理・合理化・統廃合が打ちだされ、「世界一になる理由は何があるんでしょうか。2 位じゃダメなんでしょうか？」という迷言まで聞きました。時の厚労大臣の意向でエキストラに省内仕分けがあり、事務方は独法の評価・統合などに関する資料整理・作成に忙殺させられました。スタッフは本務の研究に手がつかない状態でした。

　それでも 2011 年 3 月に起こった東日本大震災被災者の避難所・仮設住宅居住者の食生活・身体活動対策に関する

活動を献身的にやってくれました。2012年12月には民主党から自民党へ政権が戻りましたが、当然ながら、厚労省の方針転換・ポリシーの変化があり、私の理解が及ばないところもありました。「統合ありき」の合理化に反対し、統合後名称は「薬より健康が先でしょう」という異見を述べましたが、聞き入れられず力不足でした。また、御用学者になりきれず、口下手の私に理事長職は不向きでした。

2013年3月に当初任期終了の4年目（2年＋2年）を迎えようとしているなか、所管の課長から内々に任期延長の打診を受けました。じきに69歳となり、任期を更新した場合、任期中に古稀を迎えることになります。やり残したことがないとはいえなかったものの、高齢者が国の健康・栄養に関わる研究所理事長を務めるのはまずく、後進に道を譲るべきだと考えていました。受諾できない旨を伝え、後任の選考を進めていただいていた矢先、2月に前立腺がんの確定診断を受けました。タイムリーに私の肩をポンと叩き、気持ちをすっきりさせるものでした。あいつは、「コレ（第5指）で解任された」という浮名が流れるのを感じましたが、そうではありません。

今日、前立腺がんの確実・的確な一次予防策はなく、ベストの戦略は二次予防であり、PSAが最適・最強の手段です。PSA検診を受けてい「たら」、仕事を休んでPSA検診を受けてお「れば」、下半身露出を恥ずかしがらずに生検を受けてお「けば」、手遅れにならなかったはずだという後悔をしないようにしましょう。「たら」は鍋物に、「れば」はもつ焼き、「けば」はケバブに譲りましょう。前立

腺がん予防を思い立ったら、PSA検診を受けましょう。そして、前立腺生検の受診勧奨コメントがあったら、逃げ口上探しは止めましょう。皆さん！下半身は見せて減るものではありません。PSA測定、前立腺生検を受けるのは「今でしょ！」。

　生検をたらればけばと先送り
　早期発見のチャンス失う

　高齢者のがんは進行がスローです。たとえ、症状が出た後の診断であっても悲観しないでください。適切な治療を受ければ、がんから生還するか、がんと共存しつつ、がんをコントロールできます。前立腺がんの医療は長足の進歩がみられますが、完全無欠ではありません。患者さん自身も、PSAの長所・問題点、過剰医療のことを学び、病理医、ウロの主治医、放射線科医などに相談し、インフォームドチョイスのもとタイムリーに行動しましょう。自分の年齢と残された時間、治療による効果と副作用（QOLの低下を含む）のバランス、治療にかかる費用を賢明に勘案し、最善を信じ最悪に備え、自分が望む治療法を選択し、自己実現・自己完結を図ってください。考える葦として、医療否定本、検診否定本に惑わされず、正しくこわがり、がん告知にめげず、がんと対峙してください。人生はやり直しはできませんが、再スタートできます。

　みずからもしっかり学びて参加せん
　前立腺のがんコントロール

2013年2月に「ハッピーながんにかかっておめでとう」と慮ってくれたドクターA、病理診断の検証をしてくれたO先生、6月に小線源療法を施術していただいたドクターS、8月～9月にかけて放射線外部照射治療をやっていただいたドクターYおよびナース、放射線技師などの病院スタッフ、同病棟にいた「腺友」に感謝します。2013年以降は、がんサバイバーとしておかげさまの余生です。微力ながら、この世に貢献したいと考えます。

　名古屋市立大学医学部腎・泌尿器科学分野講師安藤亮介先生には、泌尿器科の診断・治療などに関わる記述についてチェックしていただいた。しかし、内容の文責はすべて私にあります。また、小著が断片的であり、新規性に欠け、浅薄な考察ないし誤解があることを懸念します。ご教示・ご叱正くだされば幸いです。

　発刊に当たり、中日新聞社事業局出版部　野嶋庸平　出版部長には、適切なご助言と多大なサポートをいただきました。ここに感謝いたします。

　不肖の弟子でしたが、公衆衛生学、がん予防学をご教示くださった九州大学の倉恒匡徳先生のご霊前に拙著を捧げます。最後に、私をサポートしてくれた妻、娘と息子に感謝します。前立腺がん（死因ではなかった）の手術を受けていた兄、非喫煙者ながら、肺腺がん、大細胞がんで亡くなった母と弟に小著を贈ります。

参考文献（アルファベット順）

「前立腺がん」に関する書籍、ホームページなど
1) 赤倉功一郎．前立腺がん．主婦の友社，東京，2015.
2) 赤座英之．ドクター赤座の泌尿器がん最新情報ー前立腺・膀胱・腎臓．春秋社，東京， 2014.
3) American Cancer Society. Prostate cancer (Accessed on August 10, 2017).
https://www.cancer.org/cancer/prostate-cancer.html
4) アステラス製薬KKホームページ （アクセス日：2017年8月10日）．
http://www.astellas.com/jp/health/healthcare/prostatecancer/preliminary02.html
5) アストラゼネカKKホームページ（アクセス日：2017年8月10日）．
http://www.zenritsusen.jp/fast/
6) 穎川晋．前立腺がんは怖くないー最先端の治療の現場から．小学館，東京，2016.
7) Freeb株式会社．がん総合情報ポータルサイト（アクセス日：2017年8月10日）．
http://www.gan-info.com/328.3.html
8) 藤野邦夫．前立腺ガン　最善医療のすすめ．実業之日本社，東京，2013.
9) Garnick MB. 2017 Annual Report on Prostate Diseases. Harvard Medical School, Harvard Medical Publications. Boston, 2017.
10) 堀江重郎．名医の図解 最新よくわかる泌尿器の病気．主婦と生活社，東京，2008.
11) 細井康男．専門医が解説する前立腺肥大とガンの最新治療．日東書院，東京， 2013.
12) 市川智彦．これで安心！前立腺がん・前立腺肥大症-自分に合った治療法を選ぶ．高橋書店，東京，2014.
13) 伊藤晴夫．前立腺がん予防法（改訂新版）-正しい食事とライフスタイル．緑風出版，東京，2012.
14) 垣添忠生．新版　前立腺がんで死なないために　よりよい人生に向けた選択肢．読売新聞，東京，2012.
15) 勝岡洋治．前立腺がん検診力 PSA検査で早期発見を．阿吽社，京都市，2013.
16) 健康と病いの語りディペックス・ジャパン(DIPEX, Japan)：前立腺がんの語り（アクセス日：2017年8月26日）．
http://www.dipex-j.org/prostate-cancer/
17) 国立がん研究センターがん情報サービス．前立腺がん（アクセス日：2017年8月10日）．
http://ganjoho.jp/public/cancer/prostate/index.html
18) 近藤幸尋．あなたの前立腺は、きっと救われる！土屋書店，東京，2013.
19) 村石修，遠藤文康．スーパー図解　前立腺の病気．法研，東京，2011.
20) National Cancer Institute. Prostate Cancer Prevention (PDQ_) (Accessed on August 10, 2017).
https://www.cancer.gov/types/prostate/patient/prostate-prevention-pdq
21) 日本泌尿器科学会．日本病理学会・日本医学放射線学会．前立腺癌取扱い規約第4版．金原出版，東京，2010.
22) 日本泌尿器科学会，前立腺癌診療ガイドライン 2016年版．メディカルレビュー社，大阪市，2016.
23) 日本泌尿器科学会ホームページ（アクセス日：2017年8月10日）．
https://www.urol.or.jp/top.html
24) Prostate Cancer Foundation (Accessed on August 10, 2017).
https://www.pcf.org/
25) 高橋知宏．前立腺肥大症と前立腺ガン（アクセス日：2017年8月10日）．

http://hinyoukika.cocolog-nifty.com/bph/2014/07/psa-fc42.html#more
26) 竹内務．腺友ネット（アクセス日：2017 年 8 月 10 日）．
http://pros-can.net/
http://hige103.main.jp/soulful-world/
27) ドクター塚本．白衣を着ない医者のひとり言（アクセス日：2017 年 8 月 10 日）．
http://yuwakai.org/ikikijinsei/doctsukamoto67.htm

第 1 章に関する参考文献
1) 藤田尚男．前立腺の認識と命名の歴史をめぐって．臨牀と研究．1997;74:265-273.
2) 日本放送協会．NHK スペシャル．病の起源．第一集 がん〜人類進化が生んだ病〜．NHK 総合 TV, 2013 年 5 月 19 日．
3) 髙橋迪雄．性周期 − 完全性周期の短絡ループ．生物物理．1987;27:202-205.
4) Tokudome S, Hashimoto S, Igata A. Life expectancy and healthy life expectancy of Japan: the fastest graying society in the world. BMC Res Notes. 2016;9:482-487.
5) Tsukamoto S, Kuma S, Murakami M, et al. Autophagy is essential for preimplantation development of mouse. Embryos Sci. 2008;321:117-120.

第 2 章に関する参考文献
1) Global Burden of Disease Cancer Collaboration. Global, regional, and national cancer incidence, mortality, years of life lost, years lived with disability, and disability-adjusted life-years for 32 cancer groups, 1990 to 2015: a systematic analysis for the Global Burden of Disease Study. JAMA Oncol. 2017;3:524-548.
2) Globocan 2012 (Accessed on August 10, 2017).
http://globocan.iarc.fr/old/burden.asp?selection_pop=97392&Text-p=Japan&selection_cancer=24191&Text-c=Prostate&pYear=8&type=0&window=1&submit=%C2%A0Execute
3) International Agency for Research on Cancer (Accessed on August 10, 2017).
http://www.iarc.fr/
4) International Association of Cancer Registries (Accessed on August 10, 2017).
http://www.iacr.com.fr/
5) 国立がん研究センターがん情報サービス．がん登録・統計（アクセス日：2017 年 8 月 10 日）．
http://ganjoho.jp/reg_stat/statistics/stat/summary.html
6) 厚生労働省．平成 27 年人口動態統計（アクセス日：2017 年 8 月 10 日）．
http://www.mhlw.go.jp/toukei/list/81-1a.html
7) 日本がん登録協議会（アクセス日：2017 年 8 月 10 日）．
http://www.jacr.info/about/registry.html
8) 大阪府地域がん登録（アクセス日 2017 年 9 月 1 日）．
http://www.ccstat.jp/osaka/index.html
9) Surveillance, Epidemiology, and End Results Program (Accessed on August 10, 2017).
http://seer.cancer.gov/statfacts/html/ld/prost.html
10) 和田鉄郎．最近の日本人の潜伏癌（ラテント癌）の臨床病理的研究．日泌尿会誌．1987;78:2065-2070.
11) Yatani R, Chigusa I, Akazaki K, et al. Geographic pathology of latent

prostatic carcinoma.Int J Cancer.1982;29:611-616.

第3章に関する参考文献

1) 赤坂憲雄.性食考.岩波書店,東京,2017.
2) Akaza H.Prostate cancer chemoprevention by soy isoflavones:role of intestinal bacteria as the "second human genome." Cancer Sci. 2012;103:969_975.
4) Carter BD,Abnet CC,Feskanich D,et al.Smoking and mortality- beyond established causes. N Engl J Med. 2015;372:631-640.
5) Clayton P.Health Defense. Accelerated Learning Systems Ltd,Aylesbry, Bucks, UK,2001.
6) Doll R,Peto R.The causes of cancer:quantitative estimates of avoidable risks of cancer in the United States today.J Natl Cancer Inst.1981;66:1191-1308.
7) Erdman Jr JW,MacDonald IA, Zeisel SH. Present Knowledge in Nutrition.10th Ed.International Life Sciences Institute,Wiley-Blackwell,Ames,Iowa,USA, 2012.
8) Garland CF,Gorham ED,Mohr SB,et al.Vitamin D for cancer prevention:global perspective.Ann Epidemiol.2009;19:468-483.
9) Gu Z,Suburu J,Cheni H,et al.Mechanisms of omega-3 polyunsaturated fatty acids in prostate cancer prevention. Biomed Res Int.2013;2013:824563. doi: 10.1155/2013/824563.
10) Imaeda N,Tokudome Y,Ikeda M,et al.Foods contributing to absolute intake and variance in intake of selected vitamins, minerals and dietary fiber in middle-aged Japanese. J Nutr Sci Vitaminol.1999;45:519-532.
11) Itsumi M,Shiota M,Takeuchi A,et al.Equol inhibits prostate cancer growth through degradation of androgen receptor by S-phase kinase-associated protein 2. Cancer Sci.2016;107:1022_1028.
12) JACC study. 前立腺がんの原因の疫学研究（アクセス日：2017年8月10日）. http://publichealth.med.hokudai.ac.jp/jacc/rindex.html
13) Jacobs ET,Kohler LN,Kunihiro AG,et al.Vitamin D and colorectal,breast, and prostate cancers:a review of the epidemiological evidence.J Cancer. 2016;7:232-240.
14) 開高健　風に訊け.読売新聞,東京,2012.
15) Klein EA,Thompson IM,Tangen CM,et al.Vitamin E and the risk of prostate cancer.The Selenium and Vitamin E Cancer Prevention Trial (SELECT).JAMA. 2011;306:1549-1556.
16) 小林博．がんの予防-新版．岩波書店，東京,1999.
17) Kobayashi N,Barnard RJ,Henning SM,et al.Effect of altering dietary ω-6/ω-3 fatty acid ratios on prostate cancer membrane composition, cyclooxygenase-2, and prostaglandin E2. Clin Cancer Res.2006;12:4662-4670.
18) 国立がん研究センター． JPHC Study. 前立腺がんの原因の疫学研究（アクセス日：2017年8月10日）. http://epi.ncc.go.jp/cgi-bin/cms/public/index.cgi/nccepi/jphc/outcome/index
19) 国立健康・栄養研究所．「健康食品」の安全性・有効性情報（アクセス日：2017年8月10日）. http://hfnet.nih.go.jp/contents/detail176.html
20) 厚生労働省．日本人の食事摂取基準(2015年版)（アクセス日：2017年8月10日）．

http://www.mhlw.go.jp/stf/seisakunitsuite/bunya/kenkou_iryou/kenkou/eiyou/syokuji_kijyun.html
21) 前田浩. ガンは予防が最大の戦略-栄養学の新しい展開. 菜根出版, 東京, 1996.
22) Malik A, Afaq F, Sarfaraz S, et al. Pomegranate fruit juice for chemoprevention and chemotherapy of prostate cancer. Proc Natl Acad Sci USA. 2005;102:14813-14818.
23) Mishina T, Watanabe H, Araki H, et al. Epidemiological study of prostatic cancer by matched-pair analysis. Prostate. 1985;6:423-436.
24) 三石巌. ガンは予防できる 活性酸素と、ガン予防の新段階. 太平出版, 東京, 1992.
25) Miyanaga N, Akaza H, Hinotsu S, et al. Prostate cancer chemoprevention study: an investigative randomized control study using purified isoflavones in men with rising prostate-specific antigen. Cancer Sci. 2012;103:125-130.
26) Morgentaler A, Rhoden EL. Prevalence of prostate cancer among hypogonadal men with prostate-specific antigen levels of 4.0 ng/mL or less. Urology. 2006;68:1263_1267.
27) Nagata Y, Sugiyama Y, Fukuta F, et al. Relationship of serum levels and dietary intake of isoflavone, and the novel bacterium Slackia sp. strain NATTS with the risk of prostate cancer: a case-control study among Japanese men. Int Urol Nephrol. 2016;48:1453-1460.
28) 日本放送協会. 壇蜜［ネパール死とエロスの旅］. NHK BS プレミアム, 2014年12月29日.
29) Oishi K, Okada K, Yoshida O, et al. A case-control study of prostatic cancer in Kyoto, Japan: sexual risk factors. Prostate. 1990;17:269-279.
30) 岡部寛之. わけしり語典. 下世話の身元しらべ. 波書房, 東京, 1975.
31) Peehl DM, Krishnan AV, Feldman D. Pathways mediating the growth-inhibitory actions of vitamin D in prostate cancer. J Nutr. 2003;133 (7 Suppl):S2461-2469.
32) Prauze G.（丸山匠, 加藤慶二 訳）. 天才のプライバシー. 講談社, 東京, 1981.
33) Rider JR, Wilson KM, Sinnott JA, et al. Ejaculation frequency and risk of prostate cancer: updated results with an additional decade of follow-up. Eur Urol. 2016;70:974-982.
34) Sawada N. Risk and preventive factors for prostate cancer in Japan: The Japan Public Health Center-based prospective (JPHC) study. J Epidemiol. 2017;27:2-7.
35) 瀬戸内寂聴. 花芯. 文藝春秋社, 東京, 1975.
36) 瀬戸内寂聴, 瀬戸内晴美. わが性と生. 文藝春秋社, 東京, 1994.
37) 瀬戸内寂聴. NHK人間講座 釈迦と女とこの世の苦. NHK, 東京, 2000.
38) 田中和朗. 猥褻の系譜. 先祖たちのエロスを求めて. オハヨー出版, 東京, 1982.
39) Tokudome S, Ando R, Ichikawa Y, et al. Re: Plasma phospholipid fatty acids and prostate cancer risk in the SELECT trial. J Natl Cancer Inst. 2014 9pr;106(4):dju020. doi:10.1093/jnci/dju020.
40) Tokudome S. Re: Effect of individual omega-3 fatty acids on the risk of prostate cancer: a systematic review and dose-response meta-analysis of prospective cohort studies. J Epidemiol. 2015;25:559-560.
41) Tokudome Y, Imaeda N, Ikeda M, et al. Foods contributing to absolute intake

and variance in intake of fats, fatty acids and cholesterol in middle-aged Japanese. J Epidemiol. 1999;9:78-90.
42) Tomasetti C, Vogelstein B. Cancer etiology. Variation in cancer risk among tissues can be explained by the number of stem cell divisions. Science. 2015;347:78-81.
43) Tomasetti C, Li L, Vogelstein B. Stem cell divisions, somatic mutations, cancer etiology, and cancer prevention. Science. 2017;355:1330-1334.
44) Veale D, Miles S, Bramley S, et al. Am I normal? A systematic review and construction of nomograms for flaccid and erect penis length and circumference in up to 15,521 men. Br J Urol Int. 2015;115:978-986 (Accessed on August 10, 2017).
http://www.bjuinternational.com/bjui-blog/normal-review-analyzes-data-flaccid-erect-penis-lengths-men/
45) Wang Y, Cui R, Xiao Y, et al. Effect of carotene and lycopene on the risk of prostate cancer: a systematic review and dose-response meta-analysis of observational studies. PLoS ONE 10(9):e0137427. doi:10.1371/journal.pone.0137427.
46) World Cancer Research Fund/American Institute for Cancer Research (WCRF/AICR). Food, Nutrition, Physical Activity, and the Prevention of Cancer: a Global Perspective. AICR, Washington, DC, 2007.
47) Wright JL, Page ST, Lin DW, et al. Male pattern baldness and prostate cancer risk in a population-based case-control study. Cancer Epidemiol. 2010;34:131-135.

第4章に関する参考文献

1) Ablin RJ. The great prostate mistake. New York Times. March 10, 2010 (Accessed on August 10, 2017).
http://www.nytimes.com/2010/03/10/opinion/10Ablin.html
2) Andriole GL, Crawford ED, Grubb 3rd RL, et al. Mortality results from a randomized prostate-cancer screening trial. N Engl J Med. 2009;360:1310-1319.
3) Atlas SJ. Harvard Medical School. HEALTHbeat. To PSA test or not to PSA test: that is the discussion (Accessed on August 10, 2017).
https://mail.google.com/mail/u/0/#inbox/15c551db34bd4ec0
4) ベックマン・コールターKK. PSA検査の基礎―前立腺がん早期発見のために―（アクセス日：2017年8月10日）.
http://www.beckmancoulter.co.jp/campaign/blue_clover.html#01
5) Bibbins-Domingo K, Grossman DC, Curry SJ. The US Preventive Services Task Force 2017 Draft Recommendation Statement on Screening for Prostate Cancer: an invitation to review and comment. JAMA. 2017;317:1949-1950.
6) Cuzick J, Thorat MA, Andriole G, et al. Prevention and early detection of prostate cancer. Lancet Oncol. 2014;15:e484-492.
7) Eggener SE, Cifu AS, Nabhan C, Prostate cancer screening. JAMA. 2015;314:825-826.
8) Hamashima C, Nakayama T, Sagawa M, et al. The Japanese guideline for prostate cancer screening. Jpn J Clin Oncol. 2009;39:339-351.
9) 原三郎, 井上徳治, 小柳嘉子, 他. 抗ヒト精漿の作成並びにその免疫電気泳動学的検討（体液の法医免疫学的研究VII）. 日法医誌. 1966;20:356.
10) 久道茂, 他. 平成12年度厚生労働省老人保健事業推進費等補助金（老人保健健

康増進事業分）がん検診の適正化に関する調査研究事業「新たながん検診手法の有効性の評価報告書」．東北大学大学院医学研究科社会医学講座公衆衛生学分野，仙台，2001．
11) Hoffman RM. UpToDate. Screening for prostate cancer (Accessed on August 10, 2017).
http://www.uptodate.com/contents/screening-for-prostate-cancer#H5
12) 星良孝＠m3.com 前立腺癌 PSA 検診．「住民検診で推奨」は妥当か（アクセス日：2017 年 8 月 10 日）．
https://www.m3.com/clinical/sanpiryoron/126614
13) Hugosson J, Carlsson S, Aus G, et al. Mortality results from the G_teborg randomised population-based prostate-cancer screening trial. Lancet Oncol. 2010;11:725-732.
14) 岩室紳也．前立腺がん PSA 検診は ??? だらけ（アクセス日：2017 年 8 月 10 日）．
http://iwamuro.jp/psa
15) Jemal A, Fedewa SA, Ma J, et al. Prostate cancer incidence and PSA testing patterns in relation to USPSTF screening recommendations. JAMA. 2015;314:2054-2061.
16) Kanao K, Komori O, Nakashima J, et al. Individualized prostate-specific antigen threshold values to avoid overdiagnosis of prostate cancer and reduce unnecessary biopsy in elderly men. Jpn J Clin Oncol, 2014;44:852-859.
17) 加藤司顕，多武保光宏，吉松正，他．前立腺癌の早期診断における検診の意義．日泌尿会誌．2001;92:23-29.
18) 国立研究開発法人新エネルギー・産業技術総合開発機構（NEDO）（アクセス日：2017 年 8 月 10 日）．
http://www.nedo.go.jp/news/press/AA5_100304.html
19) 厚生労働省．第 2 回職域におけるがん検診に関するワーキンググループ(資料)(アクセス日：2017 年 8 月 10 日)．
http://www.mhlw.go.jp/stf/shingi2/0000172861.html
20) Kuriyama M, Wang MC, Papsidero LD, et al. Quantitation of prostate-specific antigen in serum by a sensitive enzyme immunoassay. Cancer Res. 1980;40:4658_4662.
21) 三宅一徳．基準値（基準範囲）とカットオフ値の考え方．内科誌，2005;94:2467-2472.
22) Moyer VA, U.S. Preventive Services Task Force. Screening for prostate cancer:U.S. Preventive Services Task Force recommendation statement. Ann Intern Med. 2012;157:120-134.
23) 中島淳，平澤陽介，鹿島剛，他．前立腺癌診断における PSA の意義．新前立腺癌学．日本臨牀増刊号．2016;74 (Suppl 3):S295-299.
24) 日経 BP．がんナビ（アクセス日： 2017 年 8 月 10 日）．
http://medical.nikkeibp.co.jp/leaf/all/cancernavi/report/200701/100046.html
25) 日進市健康課成人保健係（保健センター）（アクセス日：2017 年 8 月 10 日）．
http://www.city.nisshin.lg.jp/fukushi/hoken/gankenshin/gan_kenshin_kobetsu.html
http://www.city.nisshin.lg.jp/fukushi/hoken/gankenshin/gan_kenshin_kobetsu.html
26) Pinsky PF, Prorok PC, Yu K, et al. Extended mortality results for prostate cancer screening in the PLCO trial with median follow-up of 15 years. Cancer. 2017;123:592-599.
27) Prasad V, Lenzer J, Newman DH. Why cancer screening has never been shown

to "save lives" —and what we can do about it. Br Med J. 2016;352:h6080 doi:10.1136/bmj.h6080.
28) Qaseem A, Barry MJ, Denberg TD, et al. Screening for prostate cancer:a Guideline Statement from the Clinical Guidelines Committee of the American College of Physicians. Ann Intern Med. 2013;158:761-769.
29) Rao AR, Motiwala HG, Karim OMA. The discovery of prostate-specific antigen. Br J Urol Int. 2007;101:5-10.
30) Schröder FH, Hugosson J, Roobol MJ, et al. Screening and prostate-cancer mortality in a randomized European study. N Engl J Med. 2009;360:1320-1328.
31) Schröder FH, Hugosson J, Roobol MJ, et al. Screening and prostate cancer mortality:results of the European Randomised Study of Screening for Prostate Cancer (ERSPC) at 13 years of follow-up. Lancet. 2014;384:2027-2035.
32) Tokudome S. Re:Determinants of participation in prostate cancer screening: a simple analytical framework to account for healthy-user bias. Cancer Sci. 2015;106:1479-1480.
33) Tokudome S, Ando R, Koda A. Discoveries and application of prostate-specific antigen, and some proposals to prostate screening. Cancer Manag Res. 2016;8:45-47.
34) Tokudome S, Ando R, Hashimoto S. Reconciling the effects of screening on prostate cancer mortality in the ERSPC and PLCO trials. Ann Intern Med. (in press).
35) 徳留信寛. γ-seminoprotein の発見と前立腺がんの予防. 学士鍋. 2017;182:47-50.
36) Tsodikov A, Gulati R, Heijnsdijk EAM, et al. Reconciling the effects of screening on prostate cancer mortality in the ERSPC and PLCO trials. Ann Int Med. 5 September 2017, doi. 10.7326/M16-2586
37) US Preventive Services Task Force (Accessed on August 10, 2017). https://screeningforprostatecancer.org/
38) US Preventive Services Task Force (Accessed on August 10, 2017). https://www.uspreventiveservicestaskforce.org/Page/Document/Recommendation Statement Final/prostate-cancer-screening
39) Wang MC, Valenzuela LA, Murphy GP, et al. Purification of a human prostate specific antigen. Investigat Urol. 1979;17:159-163.

第5章に関する参考文献

1) Ahmed HU, El-Shater BA, Brown LC, et al. Diagnostic accuracy of multi-parametric MRI and TRUS biopsy in prostate cancer (PROMIS):a paired validating confirmatory study. Lancet. 2017;389:815-822.
2) D'Amico AV, Whittington R, Malkowicz B, et al. Biochemical outcome after radical prostatectomy, external beam radiation therapy, or interstitial radiation therapy for clinically localized prostate cancer. JAMA. 1998;280:969-974.
3) Gleason DF. Classification of prostatic carcinomas. Cancer Chemotherapy Reports. 1966;50:125-128.

第6章に関する参考文献

1) Barocas DA, Alvarez J, Resnick MJ, et al. Association between radiation therapy, surgery, or observation for localized prostate cancer and patient-reported outcomes after 3 years. JAMA. 2017;317:1126-1140.
2) Bul M, Zhu X, Valdagni R, et al. Active surveillance for low-risk prostate cancer worldwide:the PRIAS study. Eur Urol. 2013;63:597-603.

3) 土器屋卓志, 斉藤史郎. ヨウ素125線源の永久挿入による前立腺がん小線源療法―治療に関するQ & A. 日本メジフィジックス, 東京, 2009.
4) Donovan JL, Hamdy FC, Lane JA, et al. Patient-reported outcomes after monitoring, surgery, or radiotherapy for prostate cancer. N Engl J Med. 2016;375:1425-1437.
5) Garisto JC, Klotz L. Active surveillance for prostate cancer:how to do it right. Oncology (Williston Park). 2017;31:333-340.
6) Golan R, Bernstein AN, McClure TD, et al. Partial gland treatment of prostate cancer utilizing high-intensity focused ultrasound in the primary and salvage setting:a systematic review. J Urol. 2017 Apr 19. pii:S0022-5347(17)54786-2. doi:10.1016/j.juro.2017.03.137.
7) Hamdy FC, Donovan JL, Lane, JA, et al. 10-year outcomes after monitoring, surgery, or radiotherapy for localized prostate cancer. N Engl J Med. 2016;375:1415-1424.
8) 川野信之. ある毛鉤釣り師の足跡（あるフライつりしのあしあと）. カワノ・ブックス／水公社, 相模原市, 2017.
9) Klotz L. Active surveillance and focal therapy for low-intermediate risk prostate cancer. Transl Androl Urol. 2015;4:342-354.
10) Lane JA, Donovan JL, Davis M, et al. Active monitoring, radical prostatectomy, or radiotherapy for localised prostate cancer:study design and diagnostic and baseline results of the ProtecT randomised phase 3 trial. Lancet Oncol. 2014;15:1109-1118.
11) Loeb S, Folkvaljon Y, Curnyn C, et al. Uptake of active surveillance for very-low-risk prostate cancer in Sweden. JAMA Oncol. 2016 Oct 20. [Epub ahead of print].
12) Masaoka H, Ito H, Yokomizo A, et al. Potential overtreatment among men aged 80 years and older with localized prostate cancer in Japan. Cancer Sci. 2017;108:1673-1680.
13) Mathew P. The bifunctional role of steroid hormones:implications for therapy in prostate cancer. Oncology (Williston Park). 2014;28:397_404.
14) Naito S, Kuroiwa K, Kinukawa K, et al. Validation of Partin tables and development of a preoperative nomogram for Japanese patients with clinically localized prostate cancer using 2005 International Society of Urological Pathology consensus on Gleason grading:data from the Clinicopathological Research Group for Localized Prostate Cancer. J Urol. 2008;180:904-909.
15) 並木幹夫, 溝上敦, 北川育秀. 内分泌療法（ホルモン療法）の歴史と現況：概論. 新前立腺癌学. 日本臨牀増刊号. 2016;74 (Suppl 3):S557-562.
16) National Comprehensive Cancer Network Clinical Practice Guidelines in Oncology (NCCN Guidelines)（NCCN腫瘍学臨床診療ガイドライン）2016年第3版（アクセス日：2017年8月10日）.
http://www.tri-kobe.org/nccn/guideline/urological/japanese/prostate.pdf
17) 日本癌治療学会. がん診療ガイドライン（アクセス日：2017年8月10日）.
http://jsco-cpg.jp/guideline/26.html
18) 小川良維, 七条武志. LH-RHアゴニスト（GnRHアゴニスト）. 新前立腺癌学. 日本臨牀増刊号. 2016;74 (Suppl 3):S563-567.
19) Partin AW, Yoo J, Carter HB, et al. The use of prostate specific antigen, clinical stage and Gleason score to predict pathological stage in men with

localized prostate cancer. J Urol. 1993;150:110-114.
20) Resnick MJ,Koyama T,Fan K-H, et al. Long-term functional outcomes after treatment for localized prostate cancer. N Engl J Med. 2013;368:436-445.
21) 斉藤史郎, 矢木康人, 西山徹, 他. 密封小線源永久療法. 新前立腺癌学. 日本臨牀増刊号. 2016;74 (Suppl 3):S531-536.
22) Sooriakumaran P,Nyberg T,Akre O,et al.Comparative effectiveness of radical prostatectomy and radiotherapy in prostate cancer:observational study of mortality outcomes. Br Med J. 2014;348:g1502.
23) Wilt TJ,Jones KM,Barry MJ,et al.Follow-up of prostatectomy versus observation for early prostate cancer. N Engl J Med. 2017;377:132-142.
24) Yamamoto Y,Offord CP,Kimura G,et al.Tumour and immune cell dynamics explain the PSA bounce after prostate cancer brachytherapy.Br J Cancer. 2016;115:195-202.
25) 萬篤憲, 公田龍一, 高川佳明, 他. 放射線治療の合併症とその対策. 新前立腺癌学. 日本臨牀増刊号. 2016;74 (Suppl 3):S514-519.

第7章に関する参考文献
1) Khoury MJ.No shortcuts on the long road to evidence-based genomic medicine. JAMA. 2017;318:27-28.
2) 厚生労働省.「がん対策推進会議」. 第3期がん対策推進基本計画(案)(アクセス日:2017年8月10日).
http://www.mhlw.go.jp/file/05-Shingikai-10904750-Kenkoukyoku-Gantaisakukenkouzoushinka/0000166752.pdf

徳留　信寛（とくどめ　しんかん）

1944 年　鹿児島県生まれ。

学歴
1969 年　九州大学医学部医学科卒業
1976 年　医学博士（九州大学）
1977 年　公衆衛生学修士
　　　　　（ジョンス・ホプキンス大学衛生公衆衛生学校）

職歴
1972 年　九州大学医学部公衆衛生学講座助手
1977 年　米国国立保健研究所・がん研究所で客員研究員としてがん
　　　　　の疫学研究に従事
1980 年　佐賀医科大学地域保健科学講座助教授
1992 年　名古屋市立大学医学部公衆衛生学教室教授
2002 年　同上大学大学院医学研究科公衆衛生学分野教授
2009 年　国立健康・栄養研究所理事長
2013 年　社会福祉法人青山里会介護総合センターかんざき嘱託医
2015 年　山崎製パン株式会社安城工場産業医
2016 年　ASML ジャパン株式会社産業医。現在に至る

学会活動など
日本疫学会名誉会員、日本公衆衛生学会名誉会員、日本癌学会名誉会員
日本栄養改善学会名誉会員

　　　　　　　　　　　　　　　以上　2018 年 3 月 6 日現在

前立腺がん予防物語
－がん学者がんで寝込んでつぶやけば－

2018年4月6日　初版第一刷発行

著者・発行者　　徳留信寛
装　　　　丁　　小寺剛（リンドバーグ）
発　　　　売　　中日新聞社事業局出版部
　　　　　　　　〒460－8511
　　　　　　　　名古屋市中区三の丸一丁目6番1号
　　　　　　　　電話：052(221)1714　FAX：052(221)0587
印　　　　刷　　長苗印刷株式会社

©Shinkan Tokudome 2018, Printed in Japan
ISBN978-4-8062-0744-3 C0047
定価はカバーに表示してあります。
落丁・乱丁はお取り替えします。